Bye Bye Sobrepeso
Comprende tus Emociones
Una Guia de Biosanación.
Obesidad y Metabolismo

Aprendiendo a bajar de peso,
con el secreto de la manilla de la consciencia.
El reto de los 21 días

Om Tsé
&
Vicky Light

Bye Bye Sobrepeso, Comprender tus Emociones, Una Guia de Biosanación. Obesidad y Metabolismo. Aprendiendo a bajar de peso, con el secreto de la manilla de la consciencia. ©2024 Om Tsé & Vicky Light
Todos los derechos reservados
Primera Edición
ISBN: 9798344234175
Publicado por Blissful Paradise LLC
312 W 2nd St Unit # A4045, Casper Wyoming 82601 EEUU

Si deseas ponerte en contacto con los autores para comentarios, colaboraciones o ser parte del programa personalizado para bajar de peso y transformar tu salud, o adquirir la Manilla de la Consciencia, te invitamos a hacerlo escribiendo al WhatsApp: +(57) 310-6014624; para una comunicación más directa y personal:

O al correo electrónico: nutridetoxacademy@gmail.com

Om Tsé, Vicky Light y su equipo de NutriDetox Academy aprecia tu interés y se esfuerza por responder a cada mensaje recibido. Te agradecemos por tu apoyo y por formar parte de nuestra comunidad de lectores. Gracias y bendiciones!

DEDICATORIA

A las almas valientes que, incluso en la oscuridad más profunda, buscan un rayo de luz; a aquellos intrépidos que se aventuran en el viaje hacia su interior para manifestar una transformación en su exterior; y a todos los corazones que, en armonía, anhelan crecer, sanar y amar con mayor profundidad.

A la comunidad de *NutriDetox Academy*, ese círculo virtuoso de apoyo, aprendizaje y metamorfosis. Cada uno de sus miembros ha jugado un papel crucial en este viaje, demostrando que, unidos, somos capaces de elevarnos más allá de lo imaginable.

Y a ti, amado lector, por acoger este camino como tuyo. Deseamos que las palabras contenidas en este libro se conviertan en tu brújula hacia una existencia más plena y consciente; y si entre tus metas se encuentra la de liberarte de aquellos kilos que ya no necesitas cargar, que este libro te guíe suavemente hacia la realización de tu visión, recordándote que el cambio más profundo y duradero nace del amor propio y la aceptación.

Con amor infinito y profunda gratitud,

Om Tsé & Vicky Light

Indice

Prefacio

Querido lector,

Te damos la bienvenida a un viaje transformador, uno que promete ser tu puente hacia una existencia enriquecida con salud, belleza, felicidad y longevidad. "Bye Bye Sobrepeso" es un maravilloso libro que ha comenzado a redefinir la vida y las siluetas de innumerables personas en todo el mundo. Es el fruto de una pasión inquebrantable por servir y guiar a las almas hacia un despertar más pleno y consciente. Aquí nos embarcamos en la noble misión de aliviar y decirle adiós al sobrepeso del cuerpo y del alma, liberándote de las cargas que buscan opacar tu paz, belleza, bienestar y felicidad.

Este camino que te invitamos a recorrer es uno menos transitado, desafiando las convenciones sobre nuestra existencia y percepción de nosotros mismos y del universo que nos rodea. Somos Om Tsé & Vicky Light, y juntos hemos dedicado años a explorar y compartir métodos naturales y terapias alternativas centradas en la desintoxicación y sanación integral. NutriDetox Academy, nuestra comunidad, se ha convertido en un faro de esperanza y orientación para aquellos que desean no solo una mejora en su salud física y la eliminación del exceso de peso, sino también una liberación de las cargas emocionales que limitan nuestro potencial.

Hemos descubierto que la clave para una verdadera transformación reside en la sinergia entre cuerpo, mente y espíritu. Las quejas, los juicios y las críticas, lejos de ser meras palabras, tienen el poder de envenenar nuestro bienestar emocional y físico, manifestándose en sobrepeso y otros desafíos de salud. Este libro es una invitación a recorrer un camino hacia la libertad emocional y física, guiándote hacia la práctica consciente de la gratitud, la aceptación y el amor propio.

Para acompañarte de manera tangible en este viaje de autoconocimiento y transformación, presentamos el reto de la Manilla de la Consciencia. Este sencillo pero poderoso símbolo servirá como un recordatorio constante de tu compromiso hacia una transformación personal profunda y duradera. Al portar la Manilla de la Consciencia, te convertirás en un observador consciente de tus pensamientos y acciones, eligiendo la serenidad, la gratitud y la positividad sobre cualquier negatividad.

Este libro no solo te proporcionará conocimientos y herramientas, sino que también te inspirará a emprender acciones concretas hacia un bienestar integral. Profundizaremos en el arte de la auto-observación, enseñándote a identificar y modificar patrones tóxicos y negativos, no solo como un ejercicio de autocontrol, sino como un acto de amor propio y respeto hacia ti mismo y hacia los demás.

Exploraremos juntos el origen emocional del sobrepeso, descubriendo cómo las emociones no procesadas pueden manifestarse en nuestro cuerpo físico. A través de la Biodescodificación y otras técnicas y herramientas científicas, psicológicas y espirituales, aprenderás a liberarte de cargas emocionales, abriendo el camino hacia una vida más ligera y armoniosa en todos los aspectos.

Nuestro mayor deseo es que al concluir este viaje no solo hayas aprendido a moderar tus pensamientos y palabras, sino que también hayas trazado un camino hacia una salud integral y una felicidad duradera. Que este viaje marque el comienzo de un despertar profundo, iluminando cada paso hacia el bienestar y la plenitud. Que cada experiencia y aprendizaje revele la esencia de tu verdadero ser, brillando intensamente y guiando a otros hacia su propia transformación.

Amado lector, infinitas gracias por adquirir esta obra. Nuestro deseo es que la disfrutes y que tu vida evolucione para tu máximo beneficio o algo mejor.

Con amor,

Om Tsé & Vicky Light

Introducción

"Bye Bye Sobrepeso" es un testimonio del profundo compromiso de Om Tsé y Vicky Light con la transformación personal y el bienestar integral. Este libro, fruto de años de investigación y práctica en métodos naturales y terapias alternativas, surge de la pasión compartida de sus autores por guiar a las personas hacia una vida más plena, consciente y saludable.

Om Tsé y Vicky Light han dedicado su vida a explorar las conexiones entre el cuerpo, la mente y el espíritu. Su trabajo en NutriDetox Academy ha sido un faro de esperanza para muchos, proporcionando herramientas y técnicas para la desintoxicación y sanación integral. Este libro es una extensión de esa misión, ofreciendo un camino claro y accesible para aquellos que desean liberarse del sobrepeso, no solo físico, sino también emocional y espiritual.

Inspirados por sus estudios en Nutrición, Neuroplasticidad, Biodescodificación y Sanación Cuántica, Om Tsé y Vicky han desarrollado un enfoque holístico para la pérdida de peso que integra estas disciplinas. Este enfoque reconoce que la verdadera transformación no se limita a la apariencia física, sino que abarca una renovación completa del ser, desde adentro hacia afuera.

En las páginas de este libro, los lectores encontrarán no solo conocimientos y herramientas, sino también inspiración para emprender acciones concretas hacia un bienestar integral. La práctica de la auto-observación es uno de los pilares fundamentales de este viaje, invitando a los lectores a mirar dentro de sí mismos y a reconocer los patrones de pensamiento y comportamiento que necesitan cambiar.

Uno de los elementos distintivos de este programa es la Manilla de la Consciencia, un símbolo sencillo pero poderoso de compromiso personal. Al portar esta manilla, los lectores se recuerdan constantemente su objetivo: - *"Solo por hoy no voy a juzgar"*-, objetivo que nos enseña a vivir de manera más consciente, eligiendo pensamientos y acciones que promuevan la gratitud, la aceptación y el amor propio.

Om Tsé y Vicky Light comparten también su experiencia personal, ofreciendo una visión honesta y vulnerable de su propio camino hacia la sanación y el autoconocimiento. A través de estas páginas, invitan a los lectores a unirse a ellos en un viaje de descubrimiento y crecimiento, utilizando herramientas prácticas y reflexiones profundas para liberar cargas emocionales y alcanzar una vida más ligera y armoniosa.

"Bye Bye Sobrepeso" es más que un libro sobre pérdida de peso; es una guía para una transformación integral. Con cada página, Om Tsé y Vicky Light nos acercan un paso más a una vida en equilibrio, donde la salud, la felicidad y la longevidad son alcanzables a través del amor propio y la aceptación. Este libro es una invitación a todos los que desean vivir alineados con sus valores más elevados y descubrir la belleza de su verdadero ser.

Capítulo 1

El Inicio:
La Auto Observación

En el umbral de este viaje transformador, el primer paso hacia la liberación de las cadenas de la negatividad, el sobrepeso emocional y físico, y los patrones destructivos de pensamiento, es el despertar de nuestra consciencia. Este despertar comienza con la práctica de la auto-observación, un proceso tanto sutil como profundo, que nos invita a mirar hacia dentro y reconocer nuestras propias sombras y luces.

La auto-observación es el arte de convertirse en un testigo silencioso de nuestros propios pensamientos, emociones, palabras y acciones. Es un proceso que requiere paciencia, compasión y, sobre todo, una voluntad inquebrantable de conocerse a sí mismo en la más pura esencia. Al observarnos, no con juicio sino con curiosidad, empezamos a desentrañar las capas de condicionamiento, creencias limitantes y hábitos arraigados que han moldeado nuestra experiencia de vida hasta este momento.

La auto-observación es crucial porque nos permite identificar los patrones de pensamiento negativos y hábitos viciosos como la queja, el juicio y la crítica, que se manifiesta tanto a nosotros mismos como a los demás. Estos patrones, a menudo inconscientes, son los responsables de perpetuar un ciclo de negatividad y sufrimiento en nuestras vidas. Al hacernos conscientes de ellos, nos dotamos del poder de elegir; podemos decidir cambiar esos patrones por otros que nos sirvan mejor, por ejemplo, patrones que nos enfoquen hacia la gratitud, la aceptación, la abundancia, la plenitud y el amor.

Muchos de nosotros vivimos en un estado de "piloto automático", reaccionando a las situaciones, eventos y a las personas de manera mecánica basados en nuestros condicionamientos previos. La auto-observación nos saca de este estado, obligándonos a cuestionar por qué pensamos lo que pensamos, decimos lo que decimos y hacemos lo que hacemos. Por lo tanto es indispensable reflexionar si nuestros pensamientos, palabras, emociones y acciones reflejan realmente quiénes queremos ser, o si son simplemente el resultado de patrones aprendidos y/o heredados. Por lo tanto la práctica de la auto-observación es un requisito indispensable para nuestro proceso evolutivo y de transformación personal, emocional y corporal.

¿Cómo practicar la auto-observación?

1) *Momentos de Silencio:* Dedica tiempo cada día para estar en silencio contigo misma, contigo mismo. Esto puede ser a través de la meditación, la escritura reflexiva o simplemente sentarte tranquilamente sin distracciones. Usa este tiempo para explorar tus pensamientos y sentimientos sin intentar cambiarlos. -Puedes detenerte y preguntar: -¿Cuál será mi próximo pensamiento?; al hacerte esta pregunta descubrirás que tu mente crea una especie de silencio, una quietud mental que se manifiesta por ser el observador de tus pensamientos.

2) *Diario de Auto-reflexión:* Lleva un diario de tus observaciones. Anota los momentos en los que te encuentres quejándote, juzgando o criticando. Reflexiona sobre lo que desencadenó estos pensamientos o palabras y cómo te sentiste después.

3) *Preguntas Poderosas*: Hazte preguntas poderosas que fomenten la introspección. ¿Qué estoy sintiendo en este momento? ¿Qué necesidad no está siendo satisfecha? ¿Cómo puedo abordar esta situación de manera que esté en alineación con mi ser más elevado?

4) *La Manilla de la Consciencia:* Utiliza la Manilla de la Consciencia como un recordatorio físico de tu compromiso con este proceso. Más adelante explicaré en profundidad de que se trata esta poderosa herramienta que te ayudará a transformar tu vida para tu máximo beneficio.

El impacto de la auto-observación

Al igual que la aurora precede al amanecer, la auto observación marca el inicio de un nuevo despertar en tu vida. Es el primer paso hacia una existencia más consciente, plena y extraordinaria. Con cada acto de auto-observación, te acercas un paso más a la persona que estás destinada a ser, liberándote de las cadenas del pasado y abrazando las infinitas posibilidades del ahora.

A medida que profundizas en la práctica de la auto-observación, comenzarás a notar cambios sutiles pero poderosos en tu vida. Cuando se es consciente de la negatividad que se está generando a través del chisme, el juicio, la crítica y la queja, estás a un paso de transformar la negatividad en algo positivo para tu vida; el solo hecho de ser consciente que se tiene hábitos destructivos y tener el deseo de cambiarlos, es el primer paso para generar una mayor compasión, en primera instancia contigo mismo y por consiguiente, con los demás. La siguiente fase es que descubrirás que al dejar de conectar con esos hábitos destructivos, tus instantes de paz, tranquilidad y felicidad cada vez serán mayores y más prolongados. Este equilibrio viene de entender y poner en práctica el control emocional, cambiando hábitos destructivos, por hábitos virtuosos que te permiten elegir favorablemente ante cualquier situación de tu existencia. Y aquí viene algo muy importante, y es el reconocer, que no eres víctima del mundo que ves, que tú tienes el poder de elegir; y cuando reconoces ese poder que habita en ti; en ese instante te empoderas; y al empoderarte reconoces que en ti yace un poder extraordinario que puede moldear tus circunstancias para tu máximo beneficio o algo mejor si es que así lo deseas y lo decretas.

En este libro descubrirás métodos que te ayudarán a eliminar el chisme, el juicio, la crítica y la queja. -Descubrirás porque estos hábitos destructivos son la fuente de muchos de tus problemas; se analizarán desde la biodescodificación, la neurociencia, la programación neurolingüística y la espiritualidad. -A continuación conocerás la poderosa herramienta de la Manilla de la Consciencia; que será un instrumento clave para afinar la auto-observación de aquellos patrones negativos, que como muletillas pueden quedar anclados en tu mente subconsciente, manifestando dicha negatividad en tu día a día.

Introducción a la Manilla de la Consciencia

Tras haber explorado la importancia de la auto-observación, es momento de presentar una herramienta tangible que servirá de apoyo en este viaje hacia la transformación personal: -"*La Manilla de la Consciencia*". Este simple, pero poderoso símbolo es más que un accesorio; es un recordatorio constante de nuestro compromiso con una vida libre de chismes, quejas, juicios y críticas. Pero, ¿qué es exactamente la Manilla de la Consciencia y cómo puede ayudarnos en nuestro camino hacia el bienestar integral?

La Manilla de la Consciencia es un poderoso símbolo de tu compromiso personal con el crecimiento y la transformación. Al elegir llevar esta manilla en tu muñeca, te comprometes a una práctica constante de auto-observación, buscando transformar tus patrones de pensamiento y habla hacia la gratitud, la aceptación y el amor, alejándote de la negatividad. Esta manilla, que ofrecemos en un diseño único y especial, representa tu determinación de vivir de manera más consciente y alineada con tus valores más elevados.

Un Símbolo Único para un Compromiso Profundo

La Manilla de la Consciencia es más que un objeto físico; es un recordatorio diario de tu compromiso con tu propio despertar y evolución. Al llevarla, cada día se convierte en una nueva oportunidad para vivir con mayor consciencia, eligiendo activamente pensamientos y acciones que reflejen compasión, amor y gratitud.

Cómo Funciona la Manilla de la Consciencia?

El concepto detrás de la Manilla de la Consciencia es simple pero efectivo:

1. Ponte tu manilla en tu muñeca en cualquiera de tus manos.

2. Cada vez que te descubras quejándote, juzgando o criticando, cambia de tu mano la manilla; este acto reconoce que incurriste en una acción destructiva y negativa para tu vida; la manilla es tu medidor en primera instancia para reconocer cuanto te estas quejando, criticando o juzgando en un día cualquiera. La acción de cambiar la manilla de una muñeca a la otra, sirve como un acto consciente de reconocimiento de estos patrones negativos. Este gesto simbólico no solo aumenta tu autoconsciencia sino que también te impulsa a modificar activamente tu comportamiento.

3. Si escuchas a alguien que usa la Manilla de la Consciencia quejarse, criticar o juzgar, está bien que le digas que debe cambiarse la Manilla a la otra mano; pero si lo vas a hacer, primero tú debes cambiarte la Manilla, porque te estás quejando de su queja.

4. El reto es mantener la manilla en una sola muñeca por 21 días seguidos; -Posiblemente tomará muchos meses para que alcances este triunfo; El promedio es de cuatro a ocho meses.

El Reto de los 21 Días

Basado en la idea de que se requieren 21 días para formar un nuevo hábito, el reto de la Manilla de la Consciencia te invita a mantener la manilla en la misma muñeca durante tres semanas consecutivas. Si durante ese tiempo te sorprendes cayendo en viejos patrones de negatividad, la manilla debe cambiarse de muñeca, y el contador de días vuelve a cero. El objetivo es lograr una secuencia ininterrumpida de 21 días, lo cual indica que estás avanzando significativamente en el cambio de tus patrones de pensamiento y habla hacia una mayor positividad y consciencia.

Beneficios de la Manilla de la Consciencia

1. Aumento de la Autoconsciencia: Llevar la manilla te hace más consciente de tus pensamientos y palabras, ayudándote a identificar y modificar patrones negativos.

2. Promueve la Positividad: Al esforzarte por mantener la manilla en la misma muñeca, te motivas a adoptar una actitud más positiva y constructiva ante la vida.

3. Refuerza el Compromiso Personal: La manilla es un recordatorio tangible de tu compromiso con tu crecimiento personal y espiritual, reforzando tu determinación de vivir de acuerdo con tus valores más elevados.

4. Fomenta la Paciencia y la Compasión: El proceso de cambiar la manilla de muñeca actúa como un ejercicio de autocompasión, recordándote que el cambio es un proceso y que está bien cometer errores y aprender de ellos.

"La Manilla de la Consciencia es más que un simple ejercicio; es un compromiso con tu bienestar integral y con la creación de una vida más consciente y plena. Al aceptar este reto, no solo estás tomando un paso hacia la transformación personal, sino que también estás contribuyendo a un cambio colectivo hacia una mayor positividad y consciencia en el mundo"

La Verdadera Meta del Reto de los 21 Días

Al embarcarnos en el reto de los 21 días con la Manilla de la Consciencia, es crucial entender que alcanzar este objetivo puede llevar más tiempo del inicialmente previsto. Para algunos, el camino hacia los 21 días consecutivos sin quejarse, juzgar o criticar puede extenderse por dos meses, seis meses, o incluso un año. Sin embargo, lo esencial no reside en cuánto tiempo nos tome llegar a la meta, sino en el proceso de toma de consciencia que se desarrolla a lo largo del viaje.

"Este reto no es una carrera ni una competencia; es un viaje personal hacia el autoconocimiento y la transformación espiritual. La verdadera victoria no se encuentra en la acumulación de días consecutivos sin cambiar la manilla de muñeca, sino en cada momento de consciencia que nos permite reconocer y modificar nuestros patrones habituales de negatividad."

¿Cómo puedes adquirir Tu Manilla de la Consciencia?

Para obtener tu Manilla de la Consciencia y comenzar este viaje de transformación, ingresa en el siguiente enlace:

https://chat.whatsapp.com/KLepOyeXIDjD7Rt1KkfGZ9

o escanea el siguiente código:

A través de este canal, te brindaremos toda la información necesaria para adquirir tu Manilla de la Consciencia y te unirás a una comunidad de seres maravillosos comprometidos con el continuo cambio personal y el mejoramiento del mundo que nos rodea.

Bienvenida, bienvenido a ser parte de una transformación profunda y duradera.

Más Allá del Ego: Un Ejercicio para Exaltar el Espíritu

Es fundamental reconocer que la práctica de la Manilla de la Consciencia no está diseñada para servir al ego o para convertirse en una fuente de orgullo personal. En un mundo donde las métricas de éxito a menudo se miden en términos de logros visibles y tangibles, este ejercicio nos invita a mirar más allá de las apariencias y a valorar el crecimiento interno y la evolución del espíritu.

La Manilla de la Consciencia es, en su esencia, un ejercicio para exaltar el espíritu y promover el recto pensar. Nos enseña a abrazar la humildad, reconociendo que todos estamos en un proceso de desaprender y reaprender; estamos experimentando un proceso de transformación y evolución. Cada vez que cambiamos la manilla de muñeca, no estamos señalando un fracaso, sino celebrando nuestra capacidad de ser conscientes de nuestros actos y de elegir un camino diferente.

La Importancia de la Compasión y la Paciencia

Este viaje hacia la consciencia requiere una dosis significativa de compasión y paciencia, tanto con nosotros mismos como con los demás. La práctica de cambiar la manilla de muñeca actúa como un recordatorio de que el cambio es un proceso continuo, lleno de altibajos. En lugar de criticarnos duramente por nuestros deslices, podemos utilizar estos momentos como oportunidades para profundizar nuestra comprensión de nosotros mismos y fortalecer nuestra resiliencia.

La Manilla de la Consciencia nos ofrece mucho más que el reto de alcanzar 21 días sin quejas, críticas o juicios. Nos brinda una herramienta poderosa para el desarrollo de una mayor consciencia y comprensión de la naturaleza de nuestros pensamientos y emociones. Al aceptar este reto, nos comprometemos con un camino de crecimiento espiritual y mental que trasciende el tiempo que nos tome completarlo. Lo importante es mantenernos fieles a nuestro compromiso de vivir una vida más consciente, compasiva y plena, recordando siempre que el verdadero cambio comienza desde dentro.

Capítulo 2:

La Ciencia de la Palabra y el Pensamiento

El Poder de Nuestras Palabras

Las palabras son mucho más que simples vehículos de comunicación; son manifestaciones de energía que tienen el poder de crear, transformar y, en algunos casos, destruir. Cada palabra que pronunciamos emite una vibración que puede influir no solo en nuestro propio estado de ánimo y bienestar, sino también en el de aquellos que nos rodean.

La investigación llevada a cabo por el Dr. Masaru Emoto, un destacado científico japonés, ofrece una ilustración poderosa de este principio. A través de su estudio, titulado: -*"Los mensajes ocultos del agua"*, Emoto reveló cómo el agua, al ser expuesta a palabras cargadas de positividad como: -*"Amor"*, *"Gracias"*, *"Paz"* y *"Compasión"*-, formaban cristales de hielo de una belleza y complejidad armoniosa al ser congelada y posteriormente fotografiada. En contraste, aquella agua que fue expuesta a expresiones negativas tales como -*"Asqueroso"*, *"Odio"*, *"Ira"* y *"Maldad"*-, resultaba en cristales desordenados, fragmentados y visualmente perturbadores. Dado que el cuerpo humano está compuesto en un 80% por agua, estos descubrimientos plantean una reflexión profunda sobre el impacto significativo que nuestras palabras pueden tener en nuestro bienestar mental, físico y energético.

-   ¿Podrían, entonces, las palabras negativas que dirigimos hacia nosotros mismos o permitimos en nuestro entorno, influir hasta el punto de alterar nuestro bienestar físico, posiblemente manifestándose en cambios como un aumento de peso no deseado, o afectando nuestra salud de maneras que apenas comenzamos a entender?

-   ¡Por supuesto que sí!

Las palabras y pensamientos que elegimos no solo modelan nuestra realidad emocional y energética, sino que también tienen un impacto directo y medible en nuestra salud física. La investigación del Dr. Masaru Emoto nos ofrece una ventana a este fenómeno, mostrando cómo las palabras positivas pueden crear belleza y armonía a nivel molecular. Si extrapolamos estos hallazgos al cuerpo humano, compuesto en su mayoría por agua, se vuelve evidente que nuestras palabras tienen la capacidad de influir en nuestro bienestar de manera profunda. Por lo tanto, es una realidad que nuestras palabras y pensamientos negativos pueden manifestarse físicamente, afectando nuestro peso y salud en general. El estrés emocional, alimentado por un diálogo interno negativo, puede desencadenar cambios hormonales que alteran nuestro apetito y metabolismo, llevando a un aumento de peso. Por lo tanto, es crucial reconocer que mantener un diálogo interno positivo y rodearnos de palabras y energías positivas no es solo una práctica de bienestar emocional, sino también físico.

Comprometernos con un lenguaje que refleje salud, vitalidad, amor, gratitud, paz, compasión, felicidad, plenitud... es, un acto de autocuidado y de amor propio supremamente poderoso. Este compromiso no solo mejora nuestro ambiente emocional y energético, sino que también promueve un estado de salud física más óptimo. Al transformar nuestro diálogo interno y las palabras que compartimos, podemos efectivamente romper ciclos de negatividad y adoptar hábitos que nos nutren en todos los niveles.

Incorporar prácticas como la meditación, las afirmaciones positivas y la visualización creativa es fundamental para vivir de acuerdo con los principios de la Manilla de la Consciencia. Estas prácticas son fundamentales, no solo complementos, de un compromiso profundo con nuestra transformación personal. A través de ellas, podemos abordar y transformar el diálogo interno negativo que a menudo nos abruma, ese flujo constante de pensamientos autocríticos; por ejemplo, en lugar de decir :-"Estoy gorda"-, podemos afirmar -"Estoy en el camino hacia un cuerpo saludable y me amo en cada etapa de este viaje". En lugar de: - "Soy feo/a"-, podemos elegir creer y afirmar: -"Irradio belleza interior y exterior". En vez de:- "No valgo nada", nos recordamos: - "Soy valioso/a y merezco amor y respeto".

Estas técnicas de reprogramación van más allá de mejorar nuestro diálogo interno; nos permiten conectar más profundamente con nuestra esencia y con aquellos a nuestro alrededor. Al hacerlo, no solo estamos cultivando un espacio interno de positividad y paz, sino que también estamos contribuyendo a un ambiente de bienestar colectivo. La Manilla de la Consciencia nos recuerda diariamente un compromiso ineludible:

-*"Solo por hoy no voy a juzgar"*-.
-*"Solo por hoy no voy a criticar"*-.
-*"Solo por hoy no voy a quejarme"*-.

Este compromiso, simbolizado por la Manilla de la Consciencia, actúa como un faro de luz desde el momento en que abrimos los ojos cada mañana. Al ver la manilla en nuestra muñeca, nos invita a recordar y afirmar conscientemente nuestras intenciones para el día: -no juzgar, no criticar, no quejarnos. Este simple acto de recordatorio nos prepara para enfrentar el día con una actitud de apertura, compasión y positividad, influenciando no solo nuestra percepción y acciones sino también las vibraciones que emitimos hacia el mundo.

Al adoptar estas afirmaciones diarias, nos comprometemos a ser agentes de cambio, comenzando por nosotros mismos y extendiendo ese cambio hacia nuestro entorno. La práctica constante de estas intenciones nos ayuda a desmantelar patrones de pensamiento negativos y a construir relaciones más armoniosas y empáticas. Nos enseña a enfrentar los desafíos con una perspectiva más constructiva y a apreciar la belleza en la diversidad de pensamientos y experiencias.

La Manilla de la Consciencia, por lo tanto, no es solo un recordatorio de nuestro compromiso personal con el crecimiento y la transformación, sino también una invitación a vivir de manera más consciente y conectada. Nos anima a reflexionar sobre el impacto de nuestras palabras y acciones, y a elegir caminos que promuevan la unidad, el entendimiento y el respeto mutuo. La Manilla de la Consciencia es una poderosa herramienta que nos permite estar alertas y vigilantes. Transformando nuestras palabras, transformamos nuestra vida.

El Impacto de Nuestros Pensamientos en el Cerebro

Al igual que las palabras, nuestros pensamientos son generadores de energía que influyen en nuestra realidad. La neurociencia moderna ha demostrado que los patrones de pensamiento repetitivos pueden literalmente reconfigurar la estructura de nuestro cerebro, un fenómeno conocido como neuroplasticidad. Esto significa que al cultivar pensamientos positivos y constructivos, podemos fortalecer las áreas de nuestro cerebro asociadas con la felicidad, la resiliencia y la compasión.

Además, la práctica del mindfulness o atención plena nos enseña a observar nuestros pensamientos sin juicio, permitiéndonos reconocer que no somos nuestros pensamientos y que tenemos el poder de elegir cuáles cultivar y cuáles dejar pasar. Esta capacidad de elección es fundamental para liberarnos de patrones de pensamiento negativos y autolimitantes.

Una recomendación que deseo realizarte es que al detectar un pensamiento negativo, anúlalo de inmediato afirmando:

-"Cancelado, Cancelado, Transmutado"

Por ejemplo alguien puede estar pensando: *"Estoy fea y gorda como una vaca".* -En ese instante que te llega ese pensamiento tóxico, afirma con convicción: -*"Cancelado, cancelado, transmutado"* y de inmediato reemplaza ese pensamiento con otra afirmación positiva; por ejemplo:

-"Día tras día me veo y me siento más radiante, delgada y feliz. -Así es, así se cumple, hecho está. -Gracias, gracias, gracias!"-

Transformación a través de la Palabra y el Pensamiento Consciente

Reconocer el poder de nuestras palabras y pensamientos es el primer paso hacia una profunda transformación personal y colectiva. Al tomar consciencia de la energía que emitimos a través de lo que decimos y pensamos, nos abrimos a la posibilidad de realizar cambios conscientes hacia patrones más positivos y constructivos. La Manilla de la Consciencia se convierte en un símbolo tangible de este compromiso, recordándonos diariamente la importancia de cultivar un diálogo interno y externo que refleje nuestras más altas intenciones. A continuación expongo algunas prácticas para fortalecer nuestro proceso de transformación:

1. Todos los días al despertarte, mira tú Manilla de la Consciencia y decreta con firmeza y convicción:

   -"Solo por hoy no voy a juzgar"
   -"Solo por hoy no voy a criticar"
   -"Solo por hoy no voy a quejarme"

2. Cada noche, antes de sumergirte en el descanso, toma un momento para abrir tu diario de la gratitud; si no tienes uno te invito a conseguir nuestro "Diario de gratitud de Bye Bye sobrepeso". En sus páginas, dedica tiempo a reflexionar sobre tu día y escribe al menos tres experiencias, personas o momentos por los cuales te sientas profundamente agradecido. Este acto de reconocimiento va mucho más allá de un simple ejercicio de reflexión; es una poderosa práctica que transforma tu perspectiva, reorientando tu enfoque hacia lo positivo y lo abundante en tu vida.

   Al hacer de la gratitud una práctica diaria, no solo estás cambiando tu enfoque mental; estás activando una poderosa fuerza que eleva tu vibración energética. Este aumento en tu vibración atrae más experiencias, personas y oportunidades por las cuales sentirte agradecido, creando un ciclo virtuoso de positividad y abundancia. La gratitud, entonces, se convierte en un imán para las bendiciones, amplificando tu capacidad de apreciar la belleza en lo pequeño y lo grande, y abriendo tu corazón a un flujo constante de generosidad y amor del universo.

Más aún, esta práctica nocturna de gratitud prepara tu mente y tu espíritu para un descanso profundo y reparador. Al llenar tus últimos pensamientos del día con agradecimiento, invitas a la paz y la serenidad a tu sueño, permitiendo que tu subconsciente procese y se nutra de estas vibraciones elevadas durante la noche. Al despertar, te encontrarás más alineado con una perspectiva de gratitud, listo para enfrentar un nuevo día con una actitud renovada y optimista.

Por lo tanto, tu diario de la gratitud no es solo un registro de las cosas buenas de la vida; es una herramienta poderosa para el crecimiento personal y espiritual. Te animo a abrazar esta práctica con todo tu ser, permitiendo que la gratitud ilumine tu camino, transforme tu realidad y eleve tu existencia a nuevas alturas de felicidad y satisfacción.

3. Las afirmaciones positivas son herramientas poderosas que te permiten reconfigurar tu mente, orientándola hacia el éxito, una salud óptima y una felicidad duradera. Al integrar estas afirmaciones en tu rutina diaria, no solo estás sembrando semillas de cambio positivo en tu subconsciente, sino que también estás fortaleciendo estas nuevas creencias, permitiéndoles echar raíces profundas y florecer en tu vida. Para ayudarte a comenzar este viaje transformador, aquí te presento una selección cuidadosamente elegida de afirmaciones. Haz de su repetición un hábito constante para maximizar su efecto transformador y guiar tu camino hacia el bienestar integral:

-"Me amo, me apruebo y me acepto exactamente tal y como soy"

-"Mi cuerpo es un templo de salud, vitalidad y energía."

-"Mi corazón está abierto a recibir todo el bien que la vida tiene para ofrecerme."

-"Cada día, mi cuerpo se vuelve más fuerte y más saludable."

-"Elijo alimentos que contribuyen a mi bienestar y vitalidad."

-"Me siento más ligero y lleno de energía con cada paso que doy."

-"Aprecio y respeto mi cuerpo en todas sus formas y etapas."

-"Mi salud mejora constantemente con mis acciones y decisiones."

-"Estoy alcanzando mi peso ideal con facilidad y gratitud."

-"La felicidad fluye en mí con cada respiración que tomo."

-"Cada célula de mi cuerpo vibra con energía, vitalidad y perfecta salud."

-"Me libero con facilidad de hábitos que no sirven a mi bienestar."

-"Estoy agradecido por mi capacidad de mejorar mi salud."

-"Confío en el proceso de mi cuerpo para alcanzar un equilibrio perfecto."

-"Me merezco una vida llena de salud, alegría y amor."

-"La actividad física me llena de alegría y satisfacción."

-"Mi determinación y disciplina me llevan hacia mis metas de salud."

-"Estoy rodeado de amor y apoyo en mi viaje hacia una mejor salud."

-"Acepto mi cuerpo tal como es y trabajo para mejorarlo con amor."

-"Soy un imán para las experiencias positivas y saludables."

-"Cada día, mi cuerpo se acerca más a mi peso ideal de manera saludable y sostenible."

-"Mi metabolismo trabaja eficientemente para alcanzar un equilibrio saludable."

-"Celebro cada pequeño éxito en mi camino hacia un peso saludable."

-"Acepto y agradezco mi cuerpo, trabajando amorosamente hacia mis objetivos de salud."

-"Cada acción que tomo me acerca a una versión más saludable de mí mismo."

-"Estoy motivado y disciplinado en mi enfoque hacia la pérdida de peso saludable."

-"Visualizo mi éxito y siento la alegría de alcanzar mi peso ideal."

-"Soy paciente y amable conmigo mismo en mi proceso de transformación."

-"Mi viaje hacia la salud es una aventura que abrazo con entusiasmo."

-"Soy un ejemplo de amor propio, determinación y perseverancia."

-"Reemplazo las quejas por afirmaciones de fuerza, salud y felicidad."

-"Mi camino hacia un peso saludable está lleno de aprendizaje, amor y aceptación."

-"Dejo de lado el juicio y me abro a recibir amor y apoyo en mi viaje."

-"Mis palabras y pensamientos hacia mi cuerpo son gentiles, amables y llenos de esperanza."

-*"Reconozco que el cambio verdadero comienza con un diálogo interno positivo y amoroso."*

-*"Mi mente está en paz, y mi cuerpo está en armonía."*

Capítulo 3

El Sobrepeso y la Obesidad: Un Enfoque Integral desde la Biodescodificación y la Sanación Emocional

La comprensión del sobrepeso y la obesidad trasciende ampliamente la mera consideración de hábitos alimenticios y actividad física, adentrándose en las profundidades de la psique y las emociones humanas. A través de las enseñanzas de Jacques Martel, Louise L. Hay, y otros referentes en el campo de la biodescodificación y la sanación emocional, se revela un panorama donde el exceso de peso es visto no solo como una condición física sino como un símbolo de cargas emocionales, conflictos internos y un clamor por protección y amor.

El sobrepeso y la obesidad son frecuentemente manifestaciones externas de un desequilibrio interno, donde el miedo, la necesidad de protección, y la huida de los sentimientos juegan un papel central; estas condiciones pueden ser el reflejo de una acumulación no solo de grasas o líquidos sino de emociones, ideas, y experiencias no procesadas. La comida, en este contexto, se convierte en un paliativo de las carencias afectivas, de la insatisfacción sexual, y el anhelo de la seguridad emocional.

En la búsqueda de comprender la obesidad y el sobrepeso más allá de sus manifestaciones físicas, nos adentramos en un viaje de introspección y sanación que nos lleva a las profundidades de nuestra relación con nosotros mismos y con nuestro entorno. La Biodescodificación nos ofrece una perspectiva única, revelando cómo nuestras experiencias emocionales, especialmente aquellas relacionadas con nuestras figuras parentales, pueden manifestarse en nuestro cuerpo físico. En este contexto, la relación con nuestra madre y la forma en que percibimos el alimento adquieren un significado especial, actuando como espejos de nuestras necesidades emocionales más profundas.

El Alimento como Símbolo de la Relación Materna

En el ámbito de la Biodescodificación, el alimento trasciende su función básica de sustento físico, adquiriendo un significado profundo y emocional. Esta perspectiva nos invita a explorar cómo nuestras experiencias y relaciones primarias, especialmente la relación con nuestra madre, pueden influir en nuestra relación con la comida.

Desde el nacimiento, el vínculo con la madre se establece en gran parte a través del acto de alimentar. La leche materna no solo provee los nutrientes esenciales para el desarrollo físico, sino que también es una fuente de consuelo, seguridad y amor. Por ello, el acto de alimentar se convierte en una de las primeras formas de comunicación y de conexión emocional. A medida que crecemos, la manera en que nos relacionamos con el alimento puede reflejar la calidad de esa relación primordial.

En situaciones donde la relación materna ha sido conflictiva, ausente o tóxica, es común que se desarrolle una relación disfuncional con la comida. El sobrepeso, por ejemplo, puede ser interpretado como una manifestación externa de un vacío emocional no resuelto. Este exceso de peso podría ser un intento inconsciente de llenar un vacío afectivo, de buscar en la comida lo que no se obtuvo en la relación materna: amor, aceptación, seguridad y consuelo.

La búsqueda de estos elementos a través de la alimentación se puede observar en patrones como el comer compulsivamente o el uso de la comida como mecanismo de defensa ante situaciones estresantes o emocionalmente difíciles. El alimento, en estos casos, se convierte en un sustituto de la afectividad no recibida de manera satisfactoria. En lugar de nutrir el cuerpo, se intenta nutrir el alma y las carencias emocionales.

Entender la comida desde esta perspectiva simbólica puede abrir la puerta a una mayor conciencia de nuestros patrones de alimentación y de cómo estos están interconectados con nuestras experiencias más profundas. No se trata solo de cambiar hábitos alimenticios, sino de sanar las heridas emocionales que subyacen a esos hábitos. La Biodescodificación ofrece herramientas para desentrañar estas conexiones y para trabajar en la sanación emocional, con el fin de transformar nuestra relación con la comida y, en última instancia, con nosotros mismos.

Para aquellos que deseen profundizar en este proceso de sanación, especialmente en lo relacionado con la herida materna, el libro "Transforma las Heridas de la Infancia en 21 Días Sanando la Herida Materna" de Om Tsé es una valiosa herramienta. Este libro combina los Códigos Sagrados de Agesta con la Decodificación Cuántica, proporcionando un enfoque práctico para abordar y sanar estas heridas en un viaje de 21 días. Es un recurso ideal para quienes buscan reconectar con su esencia y transformar su relación con ellos mismos a través de la sanación emocional. Puedes adquirirlo en Amazon en el siguiente enlace: https://a.co/d/9ZHLQR6

El Chocolate como Metáfora de la Relación Paterna

Al igual que el alimento en general puede reflejar nuestra relación con la madre, ciertos alimentos específicos como el chocolate pueden convertirse en poderosas metáforas de nuestra relación con la figura paterna. El chocolate, con su dulzura característica y su capacidad de proporcionar una sensación de confort y placer instantáneo, puede simbolizar la búsqueda de ese afecto y reconocimiento que asociamos con el padre.

En la Biodescodificación, el chocolate no es solo un dulce que disfrutamos; es un alimento cargado de simbolismo. Para muchas personas, el deseo intenso o incluso la dependencia del chocolate puede estar vinculado a la necesidad de llenar un vacío emocional relacionado con la figura paterna. Esta dependencia puede manifestarse como una forma inconsciente de buscar la dulzura y la calidez que quizás no se experimentaron en la relación con el padre. El chocolate, en este contexto, actúa como un sustituto del afecto paterno, compensando la ausencia física o emocional del padre o la falta de ese reconocimiento y apoyo que tanto se anhelaba.

Más allá de esta interpretación psicológica, el cacao, del cual se deriva el chocolate, ha tenido un significado sagrado en muchas culturas indígenas, como la maya y la azteca. Para estas civilizaciones, el cacao era más que un alimento: era un don divino, un regalo de los dioses. Se le atribuía un profundo simbolismo espiritual, asociado no solo con la fertilidad y la abundancia, sino también con la conexión directa con lo sagrado. En las ceremonias sagradas, el cacao se utilizaba para honrar a los dioses y para conectar a los individuos con el cosmos, actuando como un medio para recibir la bendición y la guía divina.

En este contexto, el cacao se convierte en un símbolo dual. Por un lado, representa al padre terrenal, aquel que provee, protege y nutre. Por otro lado, y quizás más profundamente, el cacao encarna al Padre Celestial, la figura divina que guía, cuida y sostiene a sus hijos espiritualmente. Consumir cacao, entonces, no solo es un acto de indulgencia física, sino también un acto de conexión espiritual, una forma de reconectar con el amor y la protección del Padre Celestial.

El acto de consumir chocolate puede, por tanto, ser visto como una forma de invocar tanto la presencia del padre terrenal como la del Padre Celestial. A través de esta dualidad, el cacao actúa como un puente entre lo físico y lo espiritual, entre lo terrenal y lo divino. Nos invita a reflexionar sobre nuestras relaciones con ambas figuras paternas, reconociendo las heridas y vacíos que puedan existir, mientras nos abre a la posibilidad de sanación y reconciliación.

El cacao también tiene efectos profundos en el cerebro, lo que refuerza su simbolismo sagrado. Contiene compuestos como la feniletilamina, conocida como la "molécula del amor", que puede inducir sentimientos de euforia y bienestar, similares a los experimentados cuando estamos enamorados. Además, el cacao estimula la liberación de serotonina, una "molécula del bienestar", y endorfinas, que son hormonas que nos hacen sentir felices y relajados. La teobromina, otro componente del cacao, tiene un efecto estimulante suave, y la anandamida, llamada la "molécula de la dicha", puede generar una sensación de felicidad y conexión espiritual.

Sin embargo, en los tiempos modernos, esta búsqueda de conexión con la esencia sagrada del cacao ha sido distorsionada por la industria alimentaria. Lo que a menudo consumimos como "chocolate" es, en realidad, un producto con bajo contenido de cacao y elevado en azúcares y aditivos. Inconscientemente, al buscar el chocolate, muchos intentan conectar con esa dulzura espiritual y ese amor paternal que el cacao representa, deseando acceder a esa medicina que sana y conecta el corazón con la divinidad. Pero lo que se obtiene es una adicción al azúcar, que no solo no satisface esa necesidad espiritual, sino que la enmascara y la exacerba.

Para honrar verdaderamente la sacralidad del cacao y aprovechar su capacidad de ser un puente hacia lo divino, es vital consumir chocolates con un alto contenido de cacao, aquellos que mantienen la pureza y las propiedades curativas de este alimento sagrado. De esta manera, no solo alimentamos nuestro cuerpo, sino que también nutrimos nuestra alma y reforzamos nuestra conexión con el Padre Celestial, accediendo a la verdadera esencia del cacao como una medicina espiritual.

Finalmente, al incorporar esta visión más elevada y sagrada del cacao, somos invitados a trascender lo meramente físico y emocional, para abrazar una experiencia de vida donde el amor paternal—en todas sus formas—se convierte en una fuerza transformadora y sanadora. Nos lleva a un lugar de integración, donde la dulzura del cacao no solo sacia nuestros sentidos, sino que nutre nuestra alma, reconectándonos con la fuente misma de todo amor y protección.

La Importancia del Perdón y la Desintoxicación Mental

Para abordar la obesidad y el sobrepeso desde sus raíces más profundas, es esencial emprender un proceso de perdón y desintoxicación mental. No se trata solo de cambiar hábitos alimenticios o hacer más ejercicio, sino de sanar las heridas emocionales que subyacen a estos patrones. Estas heridas, muchas veces, están profundamente conectadas con nuestras relaciones primarias y con las historias que hemos interiorizado sobre nosotros mismos y nuestro valor.

Un Curso de Milagros nos enseña que: *"el perdón es la llave de la felicidad y de la libertad"*. Este principio nos invita a reflexionar sobre cómo el acto de perdonar a nuestros padres, y también a nosotros mismos, puede liberarnos de las cadenas del pasado. Perdonar significa soltar el peso de las percepciones y juicios que hemos cargado, que nos han mantenido en un ciclo de auto-sabotaje y auto-castigo. Es reconocer que, más allá de los errores y las heridas, somos inherentemente valiosos y merecedores de amor y respeto.

Al perdonar a nuestros padres, es fundamental recordar que ellos actuaron de acuerdo a su nivel de consciencia en ese momento. No podemos juzgar sus acciones desde nuestra perspectiva actual sin comprender las limitaciones y desafíos que ellos mismos enfrentaron. Aceptar que hicieron lo mejor que pudieron con lo que sabían y con las herramientas que tenían a su disposición, nos permite liberarnos del resentimiento y del dolor que hemos cargado por tanto tiempo. Este entendimiento abre la puerta a una compasión más profunda, tanto hacia ellos como hacia nosotros mismos.

El perdón, en este sentido, no es simplemente un acto de generosidad hacia otros, sino un regalo que nos hacemos a nosotros mismos. Nos permite desprendernos de las historias limitantes que nos hemos contado sobre nuestra valía, aquellas que nos hacen creer que no somos suficientes o que no merecemos ser amados. Al soltar estas historias, comenzamos a vernos con nuevos ojos, con una compasión que antes nos negábamos. Este es el primer paso hacia una verdadera desintoxicación mental.

La desintoxicación mental es un proceso de limpieza profunda que va más allá de lo físico. Implica liberar nuestra mente de creencias limitantes, pensamientos tóxicos y emociones no resueltas que han envenenado nuestra relación con nosotros mismos y, por ende, con nuestro cuerpo y con la comida. Cuando nuestra mente está intoxicada por estas creencias negativas, es fácil caer en patrones destructivos, como el comer en exceso o el buscar consuelo en alimentos que nos dañan en lugar de nutrirnos.

Al emprender un proceso de desintoxicación mental, estamos reprogramando nuestra mente para aceptar una nueva narrativa: una en la que somos dignos de amor, salud y bienestar. Este cambio de perspectiva no solo mejora nuestra relación con la comida, sino que también nos permite vivir de manera más consciente y alineada con nuestros verdaderos deseos y necesidades.

El perdón y la desintoxicación mental nos conducen a una relación más sana y amorosa con nosotros mismos y con nuestros padres. Al comprender y aceptar que ellos actuaron de acuerdo a su nivel de consciencia, liberamos tanto nuestro corazón como nuestra mente. Al sanar nuestra mente, sanamos nuestro cuerpo, y al sanar nuestro cuerpo, creamos el espacio para una vida más plena y feliz. Es un círculo virtuoso que comienza con un simple acto: el de decidir perdonar, soltar y comenzar de nuevo, desde un lugar de amor, aceptación y profunda comprensión.

La Dieta de Pensamientos Negativos

Una de las revelaciones más poderosas para lograr bajar de peso de manera duradera y perdurable es practicar una dieta que va más allá de lo físico: **"La dieta de la abstención de pensamientos negativos"**. Esta dieta no solo trata de lo que consumimos con nuestro cuerpo, sino de lo que alimentamos en nuestra mente y espíritu. Es aquí donde entra en juego una herramienta transformadora: **La Manilla de la Consciencia**.

La Manilla de la Consciencia es mucho más que un accesorio; es un poderoso símbolo de transformación y evolución personal. Cada vez que emitimos un juicio, nos criticamos a nosotros mismos o a otros, o simplemente nos quejamos de cualquier cosa, se nos invita a cambiar la manilla de muñeca. Este simple acto físico es un recordatorio consciente de que estamos en un proceso de reprogramación mental. Cambiar la manilla de mano no solo nos ayuda a tomar conciencia de nuestros patrones de pensamientos y emociones, sino que también nos permite detenernos y reflexionar sobre cómo esos pensamientos afectan directamente nuestro bienestar físico, emocional y psicológico.

El sobrepeso y la obesidad, en muchos casos, son alimentados por un círculo vicioso de autocrítica, juicios y quejas. Nos juzgamos severamente por nuestros hábitos alimenticios, por nuestro cuerpo, y por nuestras "fallas" percibidas. Este constante flujo de negatividad no solo afecta nuestra autoestima, sino que también refuerza los patrones destructivos que nos mantienen atrapados en un ciclo de autodestrucción. La Manilla de la Consciencia nos ofrece un camino para romper este ciclo. Nos alienta a reemplazar la crítica y la negatividad con aceptación, compasión y amor propio.

Al utilizar la Manilla de la Consciencia, nos comprometemos con un proceso de sanación emocional y un cambio de paradigma. Cada vez que cambiamos la manilla de muñeca, nos damos la oportunidad de transformar un pensamiento negativo en uno positivo, de convertir el juicio en comprensión y la queja en gratitud. Este acto consciente y repetido nos ayuda a construir un nuevo modelo mental basado en el amor propio, la seguridad interna y la paz interior.

La verdadera transformación comienza cuando comprendemos que nuestras palabras y pensamientos tienen poder. Al practicar esta dieta de pensamientos negativos, estamos eligiendo conscientemente lo que permitimos que entre en nuestra mente. Estamos eligiendo ser gentiles con nosotros mismos y tratar nuestro cuerpo con el respeto y el amor que merece. La Manilla de la Consciencia se convierte en un recordatorio constante de este compromiso y en una herramienta poderosa para cultivar una vida más consciente y plena.

A medida que nos liberamos de la negatividad, empezamos a ver cambios no solo en nuestra mente, sino también en nuestro cuerpo. La liberación del peso emocional se traduce en una liberación del peso físico. Nos volvemos más ligeros, no solo en términos de kilos, sino en la manera en que llevamos nuestra vida. De esta manera, **La Dieta de Pensamientos Negativos** no solo es una herramienta para bajar de peso, sino una vía hacia un bienestar integral, donde cuerpo, mente y espíritu están en armonía.

A medida que avanzamos en este camino de transformación, nos damos cuenta de que la verdadera dieta no se trata solo de lo que ponemos en nuestro plato, sino de lo que permitimos que habite en nuestra mente y corazón. **La Dieta de Pensamientos Negativos**, apoyada por el uso consciente de **La Manilla de la Consciencia**, nos enseña que cada pensamiento es una semilla que puede florecer en amor o marchitarse en negatividad.

Cada vez que cambiamos la manilla de muñeca, estamos tomando una decisión consciente de cultivar un jardín mental lleno de aceptación, gratitud y compasión. Este pequeño pero poderoso gesto nos recuerda que somos los arquitectos de nuestra realidad interna, y que, al elegir nuestros pensamientos con sabiduría, podemos crear un espacio de sanación profunda y duradera.

Este proceso nos lleva a una transformación que trasciende lo físico. Nos invita a vivir una vida donde el peso que realmente importa no se mide en kilos, sino en la ligereza con la que enfrentamos la vida, en la paz que sentimos en nuestro interior, y en el amor que somos capaces de compartir con nosotros mismos y con los demás. Así, **La Dieta de Pensamientos Negativos** se convierte en un camino hacia una vida más plena, donde cada pensamiento es un paso hacia la libertad y la felicidad duradera.

Capítulo 4

La Bioquímica de la Crítica, el Juicio y la Queja

A lo largo de nuestra vida, nos encontramos navegando constantemente por el vasto océano de nuestras emociones y pensamientos. Entre estos, la crítica, el juicio y la queja se destacan como corrientes que, aunque puedan parecer superficiales, tienen un profundo impacto en nuestro ser, incluyendo nuestro subconsciente, afectándonos tanto mental como físicamente. Este capítulo se adentra en cómo estos tres elementos afectan nuestra bioquímica, salud y bienestar de manera integral.

Cuando emitimos críticas, juicios o quejas sobre algo o alguien, nuestro cuerpo inicia una serie de reacciones químicas. -Analicemos en primera instancia el efecto de la crítica en nuestro organismo. Cuando criticamos, nuestro cuerpo se coloca en un estado de alerta; esta alerta se genera en el cerebro, específicamente en la amígdala cerebral que es el núcleo de procesamiento de nuestras emociones. La activación de la amígdala por la *crítica* induce la liberación de hormonas del estrés, como el cortisol. Aunque el cortisol es esencial para la respuesta de "lucha o huida", su presencia prolongada en nuestro sistema puede ser perjudicial, resultando en efectos como el aumento de peso, ya que promueve la acumulación de grasa abdominal y disminuye la capacidad del cuerpo para quemar calorías.

Por otro lado, el acto de juzgar, similar a la crítica, también activa la amígdala cerebral. Sin embargo, el juicio también involucra otras áreas del cerebro, como el córtex prefrontal, responsable de la toma de decisiones y la evaluación de las consecuencias de nuestras acciones. Esta intensa actividad cerebral no solo consume energía, sino que también incrementa la producción de radicales libres, que pueden causar daño celular y acelerar el envejecimiento. Además, mantenerse en un estado constante de juicio somete al cuerpo a un estrés crónico, lo que puede llevar a problemas de salud como hipertensión y enfermedades cardíacas.

La queja, por su parte, no solo altera nuestra percepción del mundo, sino que también tiene un impacto directo en nuestra fisiología. Quejarse desencadena la liberación de adrenalina, otra hormona del estrés que aumenta la presión arterial y la frecuencia cardíaca. Este estado de alerta constante puede agotar nuestras reservas de energía, dejándonos fatigados y más propensos a la depresión. Además, la adrenalina inhibe la digestión y el sistema inmunológico, lo que puede llevar al estreñimiento y al aumento de peso y a un mayor riesgo de infecciones y enfermedades.

Por lo tanto, la crítica, el juicio y las quejas son contraproducentes para nuestro bienestar. Estas actitudes y comportamientos, más allá de ser meras expresiones verbales, tienen el poder de alterar nuestra bioquímica, desencadenando una serie de efectos negativos en nuestra salud física, mental y espiritual. La exposición continua a estas emociones negativas no solo deteriora nuestra calidad de vida, sino que también puede acortar nuestra expectativa de vida debido al estrés crónico y sus efectos asociados. En particular, el impacto en la obesidad y el sobrepeso es significativo, ya que el estrés prolongado fomenta la liberación de cortisol, incrementando de esta forma la preferencia por alimentos ricos en grasa y azúcar, y contribuyendo así al aumento de peso. El estrés crónico también puede perturbar nuestros patrones de sueño y disminuir la motivación para ejercitarnos, exacerbando el riesgo de obesidad.

Específicamente, la perturbación de nuestros patrones de sueño puede dar lugar a una variedad de desórdenes, tales como insomnio, apnea del sueño, y síndrome de las piernas inquietas, entre otros. El insomnio, caracterizado por dificultades para conciliar el sueño o permanecer dormido, puede ser tanto una causa como una consecuencia del estrés crónico. Esta interrupción del sueño no solo afecta nuestro estado de ánimo y capacidad para manejar el estrés, sino que también tiene un impacto negativo en nuestra salud metabólica, aumentando el riesgo de obesidad y enfermedades relacionadas como la diabetes tipo 2.

La apnea del sueño, un trastorno en el cual la respiración se interrumpe repetidamente durante el sueño, puede ser exacerbada por el sobrepeso y la obesidad, creando un ciclo vicioso donde el estrés, el aumento de peso y los trastornos del sueño se potencian mutuamente. Además, la falta de sueño reparador puede disminuir la producción de hormonas reguladoras del apetito, como la leptina y la grelina, llevando a un aumento del apetito y una mayor ingesta calórica.

Por otro lado, el síndrome de las piernas inquietas, que provoca una necesidad irresistible de mover las piernas, puede ser agravado por el estrés y la ansiedad, dificultando aún más la capacidad de obtener un sueño reparador. La falta de sueño adecuado no solo afecta nuestra capacidad para funcionar eficazmente durante el día, sino que también puede tener graves consecuencias a largo plazo para nuestra salud cardiovascular y mental.

Por lo tanto, resulta crucial reducir y erradicar estas emociones negativas de nuestra existencia, y es en este contexto donde la Manilla de la Consciencia emerge como un instrumento de sanación excepcionalmente poderoso para tu vida. Considera tu Manilla de la Consciencia no solo como un compañero en tu viaje hacia una mejor salud, sino también como un catalizador para fomentar una actitud mental positiva frente a los desafíos de la vida. La Manilla de la Consciencia se convierte en tu cómplice en la búsqueda de la pérdida de peso y en la consecución de tu equilibrio ideal, guiándote hacia un estado de bienestar integral.

El Costo Energético de la Negatividad

La energía humana es un recurso finito, un bien precioso que tenemos la responsabilidad de administrar sabiamente. Cada pensamiento, cada palabra y cada emoción que emitimos consume una porción de esta energía. Cuando elegimos invertir nuestra energía en la crítica, el juicio y la queja, estamos eligiendo gastarla en actividades que no solo son infructuosas, sino que también tienen un retorno de inversión negativo. Estas prácticas nos sumergen en un ciclo vicioso de negatividad que drena nuestra energía y disminuye nuestra capacidad para concentrarnos en lo que verdaderamente importa. Es decir, nuestros objetivos y aspiraciones.

La crítica, el juicio y la queja no solo consumen energía, sino que también desvían nuestro enfoque. En lugar de dirigir nuestra atención hacia la acción constructiva y el crecimiento personal, nos encontramos atrapados en un laberinto de pensamientos negativos que oscurecen nuestra visión y nos impiden ver las oportunidades que se presentan ante nosotros. Esta pérdida de enfoque es particularmente perjudicial en el contexto de nuestros proyectos y metas, donde la claridad de visión y la concentración son esenciales para el éxito.

La realización de cualquier meta o proyecto requiere una inversión significativa de tiempo, energía y recursos. Cuando nuestra energía se dispersa en la crítica, el juicio y la queja, nos quedamos con menos recursos para dedicar a nuestras verdaderas pasiones y objetivos. Este déficit energético se traduce en una disminución de la productividad, la creatividad y la motivación, elementos clave para la consecución de cualquier objetivo. Además, la atmósfera negativa generada por estas actitudes puede erosionar nuestra autoestima y confianza, fundamentales para superar los desafíos y obstáculos en el camino hacia nuestras metas.

Es importante resaltar que cuando criticamos, juzgamos o nos quejamos, no solo estamos proyectando negatividad hacia el exterior; estamos también enviando mensajes poderosos a nuestro propio subconsciente. Este aspecto profundo y moldeable de nuestra mente no distingue entre la crítica dirigida a otros y la dirigida a nosotros mismos. Por lo tanto, albergar y expresar estos pensamientos negativos con frecuencia enseña a nuestro subconsciente a internalizarlos como verdades, lo que puede deformar nuestra autoestima, nuestras creencias y nuestras expectativas de vida.

En este contexto, es fundamental reconocer el elevado costo energético de la negatividad y tomar decisiones conscientes para redirigir nuestra energía hacia caminos más constructivos y enriquecedores. La transformación comienza con la conciencia de que cada momento dedicado a la crítica, el juicio y la queja es un instante de vida que no volverá, una oportunidad única que se desvanece. El presente es el único regalo verdadero que poseemos; es lo único seguro, mientras que el mañana es incierto. Al desperdiciar el presente en negatividad, podríamos estar perdiendo nuestra última oportunidad de ser felices.

Es por eso que el ejercicio de **La Manilla de la Consciencia** nos invita a extraer el máximo jugo de apreciación de la vida en cada momento. Al hacerlo, no solo liberamos nuestro ser de la carga pesada de la negatividad, sino que también abrimos las puertas a los milagros. Este acto consciente de vivir plenamente en el presente, con gratitud y amor, se convierte en el catalizador de una existencia más plena y significativa.

Así cómo se cita en Mateo 13:10-11:

"Porque a cualquiera que recibe, se le dará y recibirá más; pero el que persiste en no recibir, aun lo que tiene se le será quitado"

Al optar por liberarnos de estas cadenas de negatividad, abrimos las puertas a un flujo de energía renovada, que nos capacita para enfocarnos en construir, crear y alcanzar nuestros sueños con una claridad y propósito renovados.

La clave para este cambio radical reside en la práctica consciente de la gratitud, la compasión y la autoaceptación. Al cultivar una actitud de gratitud, aprendemos a apreciar lo que tenemos y a ver el mundo desde una perspectiva más positiva. La compasión nos permite entender y perdonar, tanto a nosotros mismos como a los demás, liberándonos de la carga de la crítica y el juicio. La autoaceptación nos invita a reconocer y celebrar nuestras propias virtudes y defectos, creando un espacio seguro para el crecimiento personal y la autoexploración.

Al final del día, la elección de cómo gastamos, incrementamos o transmutamos nuestra energía define la trayectoria de nuestras vidas. Al rechazar la negatividad y abrazar una existencia más positiva y orientada hacia el futuro, no solo mejoramos nuestra propia vida, sino que también contribuimos a un mundo más amable y compasivo. Este capítulo de nuestra vida puede cerrarse con la promesa de un mañana más brillante, uno en el que cada pensamiento, palabra y acción refleje la luz de nuestra verdadera esencia y potencial. La negatividad, con su costoso tributo energético, puede finalmente ser reemplazada por una vida llena de pasión, propósito, éxitos y bendiciones.

Capítulo 5

La Oración de la Serenidad

"Dios, concédeme la serenidad para aceptar las cosas que no puedo cambiar, Valor para cambiar aquellas que puedo, Y sabiduría para reconocer la diferencia."
-¡Así es!, ¡Así se cumple!, ¡Hecho está!
¡Gracias, gracias, gracias!

La Oración de la Serenidad, atribuida al distinguido teólogo Reinhold Niebuhr, ha emergido como un faro de fortaleza y orientación para una multitud de almas a lo largo de las décadas. Su esencia, a la vez simple y profunda, traza un sendero para navegar los desafíos de la existencia con dignidad y perspicacia. Esta oración que se puede replicar como un mantra, está impregnado de un mensaje eterno sobre la aceptación, el valor y la sabiduría, ha brindado consuelo y dirección a millones de personas de todo el planeta. Más que un mero refugio de paz para quienes lo invocan, esta oración ha capturado la atención de investigadores en el ámbito de la conciencia humana. Gracias a la investigación vanguardista del Dr. David R. Hawkins, hemos descubierto que la resonancia energética de esta oración oscila entre los niveles 500 y 600 en su escala de calibración de conciencia. Esto señala una presencia dominante de amor, alegría y paz, subrayando así el elevado poder espiritual y la vibración intensamente positiva. En consecuencia, se confirma que esta oración no solo es un pilar de apoyo espiritual sino que también posee una influencia energética de gran magnitud. Esta calibración no solo subraya la potencia inherente de la oración sino que también destaca su capacidad para transformar vidas. -Esto lo podemos comprobar en la organización: -*"Alcohólicos Anónimos"*, la cual utiliza la Oración de la Serenidad como un pilar fundamental en la recuperación y el crecimiento personal de sus integrantes. La sencillez y profundidad que ofrece esta oración ha permitido ser una guía espiritual que ayuda a los miembros a navegar por los desafíos de la vida, especialmente aquellos relacionados con la adicción y la recuperación. -Por lo tanto, es imperativo tenerla en cuenta, ya que esta oración es menester aplicarla para eliminar la adicción a criticar, juzgar y quejarse.

Aplicación Diaria de La Oración de la Serenidad para Superar Quejas, Juicios y Críticas

La práctica diaria de la Oración de la Serenidad puede ser una herramienta poderosa para aquellos que buscan superar la tendencia a quejarse, juzgar y criticar. Aquí hay algunas maneras de adaptarla y aplicarla en nuestro día a día:

1. **Aceptación Activa:** Utiliza la oración para cultivar una actitud de aceptación hacia las situaciones que están fuera de tu control. Esto puede ser particularmente útil en momentos de frustración o desilusión, recordándote soltar lo que no puedes cambiar.

2. **Valor para Cambiar:** Reflexiona sobre las áreas de tu vida donde tienes el poder de hacer un cambio positivo. La oración te anima a tomar acción en lugar de quedarte atrapado en la queja o la crítica, enfocándote en soluciones prácticas y constructivas.

3. **Discernimiento:** La sabiduría para reconocer la diferencia entre lo que podemos y no podemos cambiar es fundamental. Antes de reaccionar a una situación, tómate un momento para recitar la oración y pregúntate si este es un momento para la aceptación o la acción.

4. **Práctica Matutina y Nocturna:** Comienza y termina tu día con la Oración de la Serenidad. Por la mañana, te prepara para enfrentar el día con una mentalidad equilibrada; por la noche, te ayuda a reflexionar sobre tus acciones y a soltar lo que estuvo fuera de tu control.

5. **En Momentos de Tentación a Quejarse, Criticar o Juzgar**: Cuando te encuentres a punto de emitir una queja o crítica, haz una pausa y recita mentalmente la Oración de la Serenidad. Esto puede ayudarte a reenfocar tu energía hacia una respuesta más consciente y compasiva.

6. **¿Te quejaste, juzgaste o criticaste?:** Permítete ser compasivo contigo mismo, perdónate y decreta la oración de la serenidad y pide la Gracia Divina para que esta elimine de tu vida este círculo vicioso.

La Oración de la Serenidad:
Una Guía Espiritual para la Pérdida de Peso

En la búsqueda de soluciones para el sobrepeso, a menudo nos centramos en dietas y ejercicios, pasando por alto el poder de nuestra mente y espíritu en este proceso. La Oración de la Serenidad, una herramienta espiritual profundamente arraigada en la sabiduría y la aceptación, ofrece un enfoque transformador para aquellos que luchan con el sobrepeso. A continuación exploraremos cómo esta oración puede ser un catalizador para la pérdida de peso, introduciendo técnicas que alinean cuerpo, mente y espíritu en el camino hacia una vida más saludable.

Recordemos lo que dice La Oración de la Serenidad: -*"Dios, concédeme la serenidad para aceptar las cosas que no puedo cambiar, valor para cambiar aquellas que puedo, y sabiduría para reconocer la diferencia"*-. A primera vista, puede no parecer relacionada con la pérdida de peso, pero su mensaje de aceptación, valor y sabiduría es fundamental para abordar las raíces emocionales y espirituales del sobrepeso.

Aceptación: El Primer Paso hacia el Cambio

La aceptación es fundamental en el proceso de transformación personal y es especialmente poderosa en el contexto de la pérdida de peso. Este principio se alinea profundamente con la enseñanza del maestro Jesucristo: -*"No resistáis al mal, porque aquello que resistes persiste"*-. Esta cita encapsula la esencia de la aceptación, al sugerir que la resistencia a nuestras realidades actuales, incluidas las luchas con el sobrepeso, puede inadvertidamente perpetuar esos mismos problemas. En lugar de luchar contra nuestras circunstancias con negatividad o juicio, la aceptación nos invita a reconocer y abrazar nuestra situación tal como es, creando un terreno fértil para el crecimiento y el cambio genuino.

En el contexto del sobrepeso, la resistencia puede manifestarse de muchas maneras: - Negación de nuestra salud actual, autocastigo por nuestras elecciones alimenticias, o resentimiento hacia nuestro cuerpo por no cumplir con ciertos ideales estéticos. Esta resistencia no solo es emocionalmente dolorosa, sino que también puede llevarnos a ciclos de comportamiento contraproducentes, como la mala alimentación emocional o el rechazo a adoptar hábitos saludables.

La enseñanza de: *"No resistáis al mal, porque aquello que resistes persiste"* nos anima a adoptar una postura diferente. En lugar de ver el sobrepeso como un "enemigo" a combatir, podemos acercarnos a él con comprensión y compasión. Esto significa aceptar nuestra condición física actual sin ninguna clase de juicios; por lo tanto, si quieres y es tu caso el querer bajar de peso, por favor, *amate exactamente tal y como eres*, es decir; con ese gordito de más o con ese gordito de menos; cuando tú te empiezas a amar exactamente tal y como eres, ahí inicia la magia, porque la bioquímica de tu cerebro va a empezar a obrar milagros para tu máximo beneficio. Este enfoque, arraigado en la comprensión y la compasión hacia uno mismo, se alinea con los hallazgos de la neurociencia y la psicología positiva, que subrayan la importancia de la autoaceptación en el proceso de cambio y mejora personal.

Desde una perspectiva científica, la autoaceptación, activa mecanismos neurobiológicos que favorecen el bienestar y la salud. Cuando nos amamos y aceptamos incondicionalmente, reducimos los niveles de estrés y ansiedad, lo que a su vez disminuye la producción de cortisol, conocida como la hormona del estrés. Recordemos que los niveles elevados de cortisol están asociados con una serie de efectos negativos en el cuerpo, incluyendo el aumento de peso y la dificultad para perderlo. Por lo tanto, al cultivar un estado de amor propio, estamos indirectamente creando un ambiente hormonal más favorable para la regulación del peso.

Además, la psicología positiva ha demostrado que la autoaceptación potencia la motivación intrínseca, esencial para adoptar y mantener hábitos saludables a largo plazo. La motivación intrínseca, a diferencia de la motivación extrínseca que podría derivarse de la presión social o estereotipos de belleza, se sustenta en valores y deseos personales profundos, lo que la hace más sostenible en el tiempo. Al amarnos tal como somos, nos liberamos de las expectativas externas y nos centramos en lo que verdaderamente importa para nuestro bienestar.

La investigación en el campo de la medicina conductual también sugiere que la autoaceptación mejora la relación con la comida y el ejercicio. En lugar de abordar la alimentación y la actividad física como castigos o remedios para el "problema" del sobrepeso, comenzamos a verlos como formas de autocuidado y respeto hacia nuestro cuerpo. Este cambio de perspectiva es crucial para desarrollar un estilo de vida saludable y equilibrado.

Cito también estudios en neuroplasticidad que indican que la práctica continua de pensamientos y emociones positivas, como el amor propio y la aceptación, puede literalmente reconfigurar las vías neuronales del cerebro. Este fenómeno subraya cómo la actitud mental y emocional no solo tiene un impacto psicológico, sino también físico, alterando la manera en que nuestro cerebro funciona y, por ende, influenciando nuestro comportamiento y salud física.

La enseñanza de Jesucristo al manifestar: -*"No resistáis al mal, porque aquello que resistes persiste"*-, ofrece una profunda sabiduría aplicable a múltiples aspectos de nuestra vida, incluida la lucha contra el sobrepeso. Al adaptar esta enseñanza en el contexto del sobrepeso podemos hacer un símil de la siguiente manera:

-*"No resistáis al sobrepeso, porque resistirse al sobrepeso es hacer que persista el sobrepeso"*

Esta afirmación nos invita a reflexionar sobre la naturaleza de nuestra lucha contra los kilos de más y cómo, paradójicamente, nuestra resistencia podría estar alimentando el ciclo que deseamos romper.

Esta reflexión nos lleva a considerar la resistencia no solo como una batalla física contra el sobrepeso, sino también como una lucha interna marcada por el juicio, la negatividad y la autocrítica. La resistencia se manifiesta a través de dietas extremas, regímenes de ejercicio insostenibles y, lo que es más importante, a través de una guerra contra nuestro propio cuerpo y autoestima. En este estado de lucha constante, el estrés y la ansiedad se convierten en compañeros frecuentes, desencadenando respuestas biológicas en nuestro cuerpo que pueden hacer aún más difícil la pérdida de peso, como el aumento en la producción de cortisol, que está vinculado al almacenamiento de grasa.

La invitación a no resistirnos al sobrepeso nos anima a adoptar un enfoque de aceptación y comprensión. Esto no significa rendirse o dejar de lado los objetivos de salud, sino cambiar nuestra perspectiva y enfoque hacia uno de amor propio y cuidado. Al aceptar nuestro cuerpo tal como es en el presente, podemos liberarnos de la carga emocional de la lucha, lo que nos permite abordar nuestros objetivos de salud desde un lugar de compasión y positividad.

Desde esta perspectiva de aceptación, el camino hacia un peso saludable se convierte en un viaje de cuidado personal, donde las elecciones saludables en alimentación y ejercicio fluyen no desde la obligación o el deseo de "corregir" algo que está "mal", sino desde el deseo genuino de nutrir y honrar nuestro cuerpo. Este enfoque holístico no solo es más sostenible a largo plazo, sino que también es más amable con nuestra mente y espíritu.

Además, al dejar de resistirnos y comenzar a aceptarnos, abrimos espacio para que la gratitud y la positividad florezcan en nuestra vida. Esta transformación interna tiene el poder de cambiar nuestra bioquímica, reduciendo el estrés y promoviendo un estado de bienestar que facilita la pérdida de peso de manera natural y saludable.

Por lo tanto, la enseñanza de "no resistir al sobrepeso" nos recuerda el poder de la aceptación, el amor propio y la compasión en nuestra lucha por alcanzar un peso saludable. Nos enseña que, al cambiar nuestra lucha interna por una actitud de aceptación y cuidado, no solo podemos transformar nuestro cuerpo, sino también nuestra vida entera, encontrando un camino más pacífico y gratificante hacia el bienestar.

Es nuestro deseo insistir que la enseñanza de Jesús al decir: -*"No resistáis al mal, porque aquello que resistes persiste"*-, se convierte en el fundamento para aprender a equilibrar nuestra mente, nuestras palabras y nuestro corazón. Al alcanzar esta coherencia mental, emocional y corporal, experimentamos un cambio radical en nuestra percepción. Aprender a amarnos exactamente tal y como somos es el punto de inflexión donde las dietas y los ejercicios comienzan a surtir efecto, no porque hayamos cambiado nuestro régimen, sino porque hemos abandonado la resistencia, permitiéndonos soltar y confiar. En este estado de aceptación, todo estrés se disipa, facilitando un proceso de pérdida de peso más efectivo y acelerado. Al dejar de resistir y empezar a amarnos y aceptarnos incondicionalmente, se desencadena una magia que opera para nuestro máximo beneficio. La felicidad y la aceptación alteran la bioquímica de nuestro cerebro, un cambio que se propaga por todo nuestro cuerpo, haciendo que esos kilos de más comiencen a desvanecerse primero de nuestra percepción y, posteriormente, de nuestra realidad física. Es entonces cuando reconocemos el inmenso poder que tenemos para moldear nuestro cuerpo.

Integrando enseñanzas de la física cuántica, podemos profundizar aún más en este concepto. La física cuántica nos enseña que la realidad es, en gran medida, un reflejo de nuestras observaciones, expectativas e intenciones. Según este principio, nuestra percepción y nuestros pensamientos no solo interpretan la realidad, sino que la crean. Al aplicar este entendimiento al proceso de pérdida de peso, nos damos cuenta de que nuestro estado emocional y nuestras creencias tienen un impacto directo en nuestra realidad física. Si nos enfocamos en la negatividad y la resistencia, estas emociones se materializan en nuestro entorno y cuerpo físico, perpetuando estados que deseamos cambiar.

Por el contrario, cuando adoptamos una actitud de amor propio y aceptación, alineamos nuestras vibraciones con las intenciones de bienestar y salud. Esta alineación, desde la perspectiva cuántica, cambia el campo de posibilidades a nuestro favor, facilitando cambios físicos en nuestro cuerpo. Al sostener firmemente la intención de amarnos y aceptarnos, y al enfocarnos en la salud y la felicidad en lugar de en la resistencia, enviamos señales claras al campo cuántico, sobre el tipo de realidad que deseamos experimentar. Este proceso no es instantáneo, pero la física cuántica sugiere que la consistencia en nuestras intenciones y emociones positivas puede influir en la manifestación de nuestra realidad física, incluyendo nuestro bienestar físico y la percepción de nuestro cuerpo tal como lo deseamos manifestar.

Ponte las manos en tu corazón y con amor, confianza y certeza, decreta:

> *"¡Me amo, me apruebo y me acepto*
> *exactamente tal y como soy!"*

Repite esta afirmación lo más que puedas, céntrate en su poder y actívala todos los días mirándote en el espejo.

Capítulo 6

La Visualización Creativa:

Transformando tu Cuerpo a través del Poder de la Mente

En la trama compleja de nuestra existencia, donde los hilos del espacio y tiempo se entretejen con el vasto campo cuántico de infinitas posibilidades, emerge una verdad reveladora: el poder de moldear nuestra vida y nuestro cuerpo reside no en factores externos, sino en la profundidad y el poder de nuestra propia mente. La práctica de la visualización creativa no solo nos abre las puertas a la materialización de nuestro cuerpo ideal sino que también nos enseña el arte de cultivar una vida libre de críticas, juicios y quejas. Este capítulo se adentra en este proceso transformador, iluminando el camino para que enfoques tu energía en forjar una realidad que resuene con la versión más elevada de ti mismo.

Antes de sumergirnos en las aguas profundas de la visualización creativa, es crucial recordar el inmenso poder de nuestra palabra y pensamiento, tal como se exploró en el capítulo dos: -"La ciencia de la palabra y el pensamiento". Dominar el arte de abstenerse de criticar, juzgar y quejarse es esencial para canalizar nuestra energía hacia la creación de la realidad deseada. Hemos aprendido que cada acto de crítica, juicio o queja, dispersa nuestra energía, alejándonos de la frecuencia de la creación consciente. Al transformar estos hábitos negativos, en hábitos virtuosos, no solo fomentamos un estado de paz y aceptación, sino que también potenciamos nuestra capacidad para manifestar nuestros deseos de manera acelerada, porque sencillamente alineamos nuestra energía con vibraciones altas como lo son la gratitud y el amor incondicional. En este estado elevado, la visualización creativa se revela como una herramienta poderosa y transformadora.

La visualización creativa implica la formación de imágenes mentales claras y positivas de nuestros objetivos, basándose en el principio fundamental de que nuestra mente y cuerpo están intrínsecamente conectados. Al enfocarnos en nuestros objetivos de pérdida de peso con detalle y emoción, influimos en nuestro subconsciente, nos motivamos hacia comportamientos saludables y, finalmente, manifestamos esos cambios en nuestra realidad física.

Fundamentos Científicos de la Visualización Creativa

La práctica de la visualización creativa, lejos de ser una mera fantasía o un acto de deseo sin fundamento, se asienta sobre una base científica robusta que ofrece una comprensión profunda de cómo nuestra mente puede influir directamente en nuestro cuerpo y en nuestra realidad. Este capítulo se sumerge en los principios científicos que respaldan la visualización creativa, proporcionando ejemplos reales que ilustran su efectividad y cómo podemos aplicarla para transformar nuestro cuerpo y nuestra vida.

La neurociencia ha arrojado luz sobre cómo el cerebro procesa las experiencias imaginadas con la misma intensidad y detalle que las experiencias reales. Cuando visualizamos, nuestro cerebro activa las mismas redes neuronales que se utilizarían si estuviéramos experimentando físicamente lo que imaginamos. Este fenómeno se conoce como "ensayo mental" y es una herramienta poderosa para el aprendizaje y la adaptación de comportamientos.

Un estudio clásico en el campo de la psicología del deporte ofreció una de las primeras evidencias empíricas de la efectividad de la visualización creativa. En este estudio, un grupo de atletas se dividió en tres subgrupos: - El primero practicó físicamente lanzamientos libres de baloncesto, el segundo grupo no practicó ni física ni mentalmente, y el tercer grupo se dedicó exclusivamente a visualizar los lanzamientos libres sin realizar ninguna práctica física. Los resultados mostraron que el grupo que practicó la visualización mejoró su rendimiento casi tanto como el grupo que practicó físicamente, mientras que el grupo que no practicó de ninguna forma no mostró mejora alguna.

Este experimento subraya cómo la visualización activa las mismas áreas cerebrales involucradas en la ejecución física de la tarea, preparando al cuerpo para actuar de acuerdo con la experiencia imaginada y mejorando el rendimiento sin movimiento físico real.

Otro ejemplo proviene del ámbito de la recuperación y rehabilitación física. Investigaciones han demostrado que pacientes que incorporan la visualización creativa en su proceso de rehabilitación, imaginando con detalle y emoción los movimientos y actividades que no pueden realizar físicamente debido a su condición, a menudo experimentan recuperaciones más rápidas y efectivas. Esto se debe a que la visualización ayuda a mantener activas las redes neuronales asociadas con los movimientos físicos, facilitando la recuperación muscular y motora a pesar de la inactividad física.

En el contexto de la pérdida de peso y la transformación corporal, la visualización creativa se convierte en una herramienta invaluable. Al imaginar nuestro cuerpo ideal y las acciones necesarias para alcanzarlo (como ejercitarse regularmente, comer de manera saludable, y sentirnos enérgicos y vitales), podemos influir en nuestro subconsciente para adoptar estos comportamientos saludables de manera más natural y motivada.

Otro estudio reveló que personas que visualizaron la adopción de hábitos alimenticios saludables, imaginando con detalle el proceso de elegir alimentos nutritivos y disfrutar comiéndolos, lograron cambios significativos en sus elecciones alimenticias en la vida real. La visualización les ayudó a crear una predisposición mental hacia la alimentación saludable, facilitando la transición hacia hábitos más beneficiosos.

Los fundamentos científicos de la visualización creativa nos ofrecen una ventana hacia el poder de nuestra mente para influir en nuestro cuerpo y nuestra realidad. A través de ejemplos reales de atletas, pacientes en rehabilitación y personas que buscan transformar sus hábitos alimenticios, vemos cómo la práctica de la visualización puede preparar nuestro cuerpo para actuar en consonancia con nuestros deseos y objetivos, facilitando cambios tangibles y positivos en nuestra vida. Al integrar la visualización creativa en nuestra rutina diaria, podemos comenzar a forjar el camino hacia la realización de nuestro potencial más elevado, transformando no solo nuestro cuerpo sino también nuestra percepción de lo que es posible.

Práctica de Visualización Creativa para la Transformación de tu Cuerpo:

"Saber y no hacer, es no saber"
Wang Yangming

Este poderoso adagio nos recuerda que el camino hacia la transformación personal y la realización de nuestros sueños no se encuentra únicamente en el conocimiento teórico o en la acumulación de información. La verdadera sabiduría y cambio surgen de la acción, de llevar esos sueños y ese conocimiento al terreno de nuestra realidad cotidiana. En el contexto de la transformación corporal, esto significa que entender los principios de la visualización creativa y su impacto potencial en nuestra vida es solo el comienzo. La clave está en aplicar estos principios a través de una práctica constante y consciente.

Iniciando tu Práctica:

1. **Define tu Objetivo:** Con claridad y precisión, identifica cómo deseas que sea tu transformación corporal. ¿Qué cambios específicos quieres ver en tu cuerpo? ¿Cómo te gustaría sentirte en tu piel?

2. **Crea tu Imagen Ideal:** Utiliza herramientas digitales o la colaboración de un diseñador gráfico para fusionar tu cara, con el cuerpo que tienes en mente y por objetivo moldear. Esta imagen servirá como tu norte, tu inspiración y el método practico para sugestionar tu subconsciente.

3. **Ubicación Estratégica:** Coloca esta imagen que te representa en lugares donde la veas a menudo. Puede ser el fondo de pantalla de tu teléfono o computadora, en tu habitación, o en el espejo del baño, o todas las anteriores. Que esta imagen sea lo último que veas antes de dormir y lo primero al despertar.

4. **Práctica Diaria de Visualización:** Dedica un momento tranquilo cada día para visualizar activamente tu transformación. Imagina con detalle y emoción cómo es vivir en tu cuerpo ideal, cómo esto mejora tu vida, tus emociones, y cómo interactúas con el mundo.

5. **Acción Consciente:** Complementa tu práctica de visualización con acciones que te acerquen a tu objetivo. Esto puede incluir ajustes en tu dieta, rutina de ejercicio, o cualquier otro hábito que contribuya a tu bienestar.

6. **Reflexión y Ajuste:** Regularmente, reflexiona sobre tu progreso y ajusta tu práctica según sea necesario. La visualización creativa es un proceso dinámico que puede evolucionar con tus objetivos y necesidades.

Capítulo 7:

Poderoso Decreto para Liberar Todo Obstáculo Subconsciente hacia tu Peso y Cuerpo Ideal

En este capítulo, te revelaré un decreto de inmensa potencia, diseñado para ser tu aliado en el viaje hacia la transformación personal y la realización de tu peso y cuerpo ideal. Antes de comenzar, te invito a encontrar un espacio de serenidad, un santuario personal donde las distracciones del exterior no tengan cabida. Con un gesto de autoconexión, coloca tu mano derecha sobre tu corazón, sintiendo su ritmo, el pulso de tu existencia. En este momento sagrado, con voz firme y llena de convicción, vas a proclamar al universo y principalmente, a ti mismo, tu intención de liberación y transformación.

"Por el poder del Yo Soy y el de mi Mente Subconsciente, declaro y decreto que:

En este preciso instante, Dejo Ir todo aquello que me esté impidiendo alcanzar mi peso y cuerpo ideal. Libero conscientemente cualquier resistencia, miedo o creencia limitante que obstaculice mi propósito. Acepto con plenitud y gratitud mi capacidad innata para manifestar salud y bienestar. Me permito fluir en armonía con el amor incondicional del universo, consciente de que mi bienestar físico es un reflejo directo de mi bienestar interior. Deposito mi confianza en el proceso de la vida y me abro a recibir orientación y fortaleza para evolucionar hacia la versión más saludable, enérgica y completa de mí mismo.

¡Así es! ¡Así se cumple! ¡Hecho está!
¡Gracias, Gracias, Gracias!"

Este decreto no es solo un conjunto de palabras; es una llave maestra para desbloquear tu potencial ilimitado, una afirmación de tu derecho innato a la salud, la felicidad, el bienestar y tu cuerpo ideal. Al pronunciar estas palabras, estás invocando el poder de tu ser auténtico y la sabiduría infinita del universo para despejar el camino hacia tu transformación. Haz de este decreto durante 21 días seguidos; un ritual sagrado en tu camino hacia la realización de tu ser más saludable, radiante y pleno.

Capítulo 8

Ho'oponopono: Transformando tu Vida y Cuerpo a través del Perdón y el Amor Propio

El Ho'oponopono, más que una práctica, es una filosofía de vida que nos enseña el poder del perdón, la responsabilidad y el amor para sanar y transformar nuestra existencia. En el contexto de la pérdida de peso y el bienestar físico, esta técnica ancestral hawaiana se convierte en una herramienta invaluable, capaz de liberarnos de las cadenas invisibles que nos atan a patrones de comportamiento y pensamiento destructivos. Profundizar en el Ho'oponopono es descubrir una vía hacia la libertad emocional y física, permitiéndonos alcanzar nuestro peso y cuerpo ideal no solo desde el exterior sino, lo que es más importante, desde el interior.

La Importancia de Integrar el Ho'oponopono en la Vida Diaria

Adaptar el Ho'oponopono como una práctica diaria es comprometerse con un proceso continuo de autoobservación y limpieza interior. Cada momento de estrés, cada elección alimenticia impulsiva, cada crítica hacia nuestro reflejo en el espejo es una oportunidad para aplicar las cuatro frases poderosas del Ho'oponopono:

-*"Lo siento"*,
"Perdóname",
"Te amo",
"Gracias"-.

Esta práctica constante actúa como un bálsamo, sanando viejas heridas emocionales y disolviendo las creencias limitantes que nos impiden avanzar.

La física cuántica ha revelado que la realidad no es tan sólida como nuestros sentidos perciben; en el nivel más básico, todo es energía y vibración. Esta comprensión abre una perspectiva fascinante sobre cómo prácticas como el Ho'oponopono pueden influir en nuestra realidad. Al aplicar el Ho'oponopono, no estamos solo cambiando patrones de pensamiento en un nivel superficial; estamos invitando a una transformación en la vibración energética que compone nuestra existencia física.

El Ho'oponopono nos permite acceder a las profundidades de nuestro ser, llegando hasta las vibraciones que constituyen nuestros átomos. Cada vez que repetimos: - **"Lo siento, perdóname, te amo, gracias"**, no solo estamos sanando emociones o pensamientos; estamos enviando ondas de amor y perdón a través de nuestro ser, reconfigurando la energía que nos compone. Esta sanación vibracional puede tener efectos profundos en nuestra salud física, incluyendo nuestra capacidad para perder peso y alcanzar nuestro cuerpo ideal.

Transformando la Crítica, el Juicio y la Queja con Ho'oponopono

Cuando te descubras criticando, juzgando o quejándote por cualquier cosa, evento, persona o circunstancia y tras haber sido consciente de tu error, y tras haber cambiado tu Manilla de la Consciencia de mano; en ese preciso instante aplica la técnica del Ho'oponopono. Este acto no solo es una técnica de limpieza, sino también una profunda declaración de tu disposición a cambiar, a soltar las cargas que no te permiten avanzar hacia una existencia más plena y amorosa. En ese instante crucial, invocas el Ho'oponopono no como un mero ejercicio, sino como un puente hacia la comprensión y el amor incondicional.

A través de esta técnica aprenderás a disolver la energía negativa con amor y aceptación. La crítica, el juicio y la queja suelen ser manifestaciones de energías negativas que, si bien pueden parecer justificadas en el momento, en realidad nos alejan de la paz y la armonía internas. Al aplicar las cuatro frases sagradas del Ho'oponopono -**"Lo siento"**, **"Perdóname"**, **"Te amo"**, **"Gracias"**-, inicias un proceso de limpieza que va más allá de la superficie de estos pensamientos. Con cada repetición, estás invitando a la aceptación y al amor a reemplazar la negatividad, permitiendo que una nueva perspectiva, más compasiva y amorosa, emerja y se arraigue en tu ser.

Este proceso de transformación requiere práctica y presencia consciente. No se trata solo de recitar las palabras, sino de sentir genuinamente el perdón hacia uno mismo por haber entrado en el ciclo de la negatividad, pero a la vez conectar con el amor y expandirlo hacia todo lo que nos rodea; reconociendo de esta forma, nuestra conexión con el todo. Al repetir: *-"Lo siento, perdóname, gracias, te amo"-*, visualiza cómo la energía negativa se disuelve, cómo los lazos de la crítica y el juicio se desatan, dejando espacio para la luz del amor y la comprensión.

La aplicación del Ho'oponopono ante la crítica, el juicio y la queja es más que una técnica de sanación; es un camino hacia la libertad emocional y la paz interior. Al elegir conscientemente esta práctica en momentos de negatividad, no solo estás limpiando tus propias energías, sino que también estás contribuyendo a un mundo más armónico y compasivo.

Te invito con mucho amor a que integres la práctica del Ho'oponopono en tu vida diaria; yo por mi parte lo hago con resultados extraordinarios que me han permitido amplificar y expandir mis estados de paz y felicidad, esta poderosa y sencilla técnica me ha permitido acelerar procesos de sanación profunda. Ho'oponopono es realmente un instrumento de sanación; si aun desconoces el poder del Ho'oponopono, permítete experimentarlo, y observa como tu vida se transforma maravillosamente; y aunque en este libro está enfocado con el propósito de ayudarle a las personas a bajar de peso; el bajar de peso es solo una consecuencia por haber tomado la decisión de soltar las cargas emocionales negativas que por mucho tiempo han cabalgado en tu vida. -¡Soltar y liberar!

Repite varias veces la siguiente afirmación:

-"Suelto y confío"

Recuerda afirmar todos los días apenas te levantes mirando tu Manilla de la Conciencia:

-"Solo por hoy no voy a juzgar,
Solo por hoy no voy a criticar,
Solo por hoy no voy a quejarme"

Y si llegas a quejarte, no te lamentes, agradece a la vida porque estás siendo consiente de tus malos hábitos, cambia la manilla de mano y con amor y gratitud prosigue a aplicar la técnica del Ho'oponopono con la confianza total de que estás entregando tu intensión a la sanación y a tu evolución. -Permítete dejar ir lo que ya no necesitas en tu vida; permítete abandonar las cargas que ya no son necesarias seguir cargando; entre más rápido perdones, más rápido te liberas. Entre más rápido perdones, más rápido perderás el peso que tienes de más.

-El perdón es la llave de la libertad,
el perdón es la llave de la felicidad,
el perdón es la clave para perder esos kilos de más. -

Meditación de Ho'oponopono para bajar de peso

La meditación que voy a compartirte es un ejemplo de cómo puedes aplicar el Ho'oponopono en tu vida diaria; esta meditación la puedes hacer en cualquier momento; por ejemplo cuando estás trotando, o estás realizando tu rutina de ejercicios en el gimnasio, o viendo una película, o sencillamente cuando estás esperando en la fila mientras haces tu pedido de tu smoothie preferido. Y en esos momentos puedes aplicar la técnica de Ho'oponopono; te voy a dar un ejemplo de cómo puedes adaptar esta maravillosa técnica a tu vida:

Puedes hacer el siguiente ejercicio ya sea mentalmente o en voz alta si estás en un lugar privado y tranquilo:

-Lo siento, lo siento mucho por cualquier cosa en mí que haya contribuido a mi sobrepeso, por las veces que no escuché a mi cuerpo, por las emociones no expresadas que se manifestaron como peso extra. Lo siento por no haberme cuidado como merezco.

Por favor perdóname... pido perdón a mi cuerpo y a mi ser por cualquier daño, por no haber atendido mis necesidades reales, por las veces que ignoré las señales que me enviaba. Perdóname por olvidar que merezco amor y cuidado.

Te amo cuerpo, amo a todo mi ser, amo a todas las partes de mí. Te amo por tu fuerza y tu resiliencia. Amo cada célula, cada tejido, cada aspecto de mi ser que trabaja incansablemente por mi bienestar.

Gracias por la sanación que ya está en camino, gracias por la sanación que estoy recibiendo, gracias por el amor y el perdón que fluyen a través de mí, gracias por la sabiduría de mi cuerpo que me guía hacia un estado de equilibrio, salud y peso ideal, gracias, gracias, gracias!

Al cerrar esta meditación de Ho'oponopono para bajar de peso, recuerda que este proceso es un viaje hacia tu interior, un acto de amor propio que trasciende el simple hecho de perder peso. Es una invitación a mirarte con compasión, a sanar desde adentro, reconociendo y agradeciendo a tu cuerpo por su dedicación y fortaleza. En cada repetición afirma: *"Lo siento, Por favor perdóname, Te amo, Gracias"*; esta poderosa técnica es un peldaño más hacia tu sanación integral, hacia el reencuentro con tu equilibrio natural y hacia la manifestación de tu mejor versión.

Que este acto de meditación te acompañe en tus momentos de soledad y en tus momentos de compañía, convirtiéndose en un refugio de paz y un recordatorio de tu compromiso con tu bienestar. Deja que el Ho'oponopono sea tu guía silenciosa, tu mantra personal en la búsqueda de armonía física, emocional y espiritual.

Al abrir tu corazón y mente a esta práctica, permites que el universo colabore en tu proceso de transformación. Confía en el poder sanador del amor y el perdón que emanas con cada palabra, con cada pensamiento, con cada acción. Estás en el camino correcto; continúa avanzando con fe, paciencia y determinación. El cambio es posible, la sanación es real, y tu capacidad para manifestar tu peso ideal y un estado de salud óptimo es infinita.

Que la luz de esta meditación ilumine tus días, inspirándote a vivir con mayor consciencia y plenitud. Que encuentres en el Ho'oponopono no solo una técnica para bajar de peso, sino una filosofía de vida que enriquezca cada aspecto de tu ser. Con amor y gratitud, celebra cada paso de este viaje, sabiendo que cada momento de introspección te acerca más a tu verdadera esencia.

¡Te amo, Gracias!

Capítulo 9:

Renovación Integral - Claves para Desintoxicar y Desparasitar tu Cuerpo en Pro de un Peso Saludable

Renovación Integral - Claves para Desintoxicar y Desparasitar tu Cuerpo en Pro de un Peso Saludable

En la travesía hacia un peso óptimo y un estado de salud envidiable, a menudo nos concentramos en la dieta y el ejercicio, dejando en la sombra dos pilares esenciales para el bienestar integral: la desintoxicación y la desparasitación. Estas estrategias son vitales para liberar a nuestro cuerpo de las cargas que obstruyen su eficiencia y, por consecuencia, nuestra habilidad para adelgazar de un modo efectivo y saludable.

Nuestro organismo es una maquinaria sofisticada que, incesantemente, es bombardeada por toxinas y organismos parasitarios. Estos intrusos van desde los aditivos en alimentos hasta los contaminantes del aire, sin olvidar el estrés y las emociones negativas que también pueden intoxicar nuestro ser. Asimismo, los parásitos, esos huéspedes indeseados y muchas veces ignorados, ejercen un influjo profundo en la salud digestiva y la absorción de nutrientes, incidiendo en nuestro peso corporal.

La presencia de parásitos puede manifestarse de formas insospechadas, provocando síntomas emocionales como depresión y ansias adictivas hacia alimentos ultraprocesados, alcohol y drogas. Además, inducen una neblina mental, inflamación y un deterioro general de nuestros sistemas, causando un estancamiento corporal, un bloqueo literal. Puedo dar fe de esto por experiencia propia. Gracias a un riguroso e inteligente programa de desintoxicación, logré deshacerme del peso que, a pesar de múltiples dietas y rutinas de ejercicio, se aferraba a mí —incluyendo el peso residual de mi último embarazo. Fue durante mi búsqueda y experimentación que diseñé mi **Programa Detox**, y al implementarlo, presencié una liberación de esos kilos persistentes que parecían haberse convertido en parte de mi identidad.

Fue así como descubrí que el proceso de desintoxicación es más que un régimen; es un viaje de autoconocimiento y reencuentro con la sabiduría inherente de nuestro cuerpo. El **Programa Detox** que diseñé no solo se enfoca en la alimentación, sino que abarca un espectro más amplio: el manejo del estrés, la meditación, el ejercicio consciente y la conexión con la naturaleza son partes integrales de este camino hacia la renovación.

Mi método se basa en sintonizar con los ritmos naturales del cuerpo y permitir que él mismo guíe el proceso de sanación. La desparasitación, por ejemplo, no se trata únicamente de erradicar estos seres indeseados, sino de restaurar el equilibrio ecológico interno, lo que resulta en una mejor función digestiva y, por ende, una absorción óptima de nutrientes.

La nutrición en este proceso va más allá del simple acto de comer. Se transforma en un acto de nutrir cada célula con alimentos cargados de vida y energía. Elegir alimentos orgánicos, libres de pesticidas y ricos en micronutrientes es esencial, y si no son orgánicos, es indispensable saber limpiarlos de los pesticidas, para reforzar las defensas del organismo contra las toxinas ambientales que enfrentamos diariamente.

Además, mi enfoque en el **Programa Detox** resalta la importancia de la liberación emocional. Muchas veces, el peso que cargamos no se mide en kilos, sino en emociones no procesadas y patrones de pensamiento tóxicos. A través de técnicas de introspección y meditación, aprendemos a soltar aquello que nos pesa en el alma, lo que inesperadamente se refleja en nuestra balanza física.

Con el paso de las semanas, quienes siguen el programa reportan no solo una disminución en su peso, sino una claridad mental y un vigor renovados. La piel se torna más luminosa, los ojos más claros y la energía vital se intensifica. La desintoxicación y desparasitación, lejos de ser meras técnicas de pérdida de peso, se revelan como catalizadores de una transformación profunda y abarcadora.

En este contexto, **NutriDetox Academy** emerge como un faro de guía y apoyo, ofreciendo acceso a métodos 100% naturales, probados y efectivos, que han transformado la vida de cientos de personas. Si aún no eres parte de nuestra comunidad en **NutriDetox Academy**, te invitamos a descubrir un espacio donde la desintoxicación y la desparasitación se abordan desde una perspectiva holística. Aquí, no solo aprenderás sobre los métodos efectivos para limpiar tu cuerpo, sino que también encontrarás un entorno de apoyo donde la sanación emocional y la transformación personal son igualmente prioritarias.

Para aquellos que ya son miembros de nuestra vibrante comunidad, este capítulo sirve como un recordatorio del compromiso continuo necesario para mantener y profundizar los beneficios de la desintoxicación y la desparasitación. Las historias de éxito y transformación dentro de **NutriDetox Academy** son testimonios del poder de adoptar un enfoque integral hacia la salud.

La decisión de desintoxicar y desparasitar el cuerpo es más que un acto de autocuidado; es un compromiso con una vida de mayor claridad, energía y vitalidad. En **NutriDetox Academy**, te ofrecemos las herramientas y el conocimiento para hacer de este compromiso una realidad. Ya sea que estés buscando perder peso, mejorar tu salud general o simplemente desees vivir una vida más plena y consciente, nuestra comunidad está aquí para apoyarte en cada paso del camino.

Te invito a considerar la desintoxicación y desparasitación no solo como métodos para alcanzar tus objetivos de pérdida de peso, sino como fundamentos esenciales para una salud óptima. En **NutriDetox Academy**, estamos listos para guiarte en este viaje de renovación integral, ofreciéndote acceso a una sabiduría colectiva y métodos probados que han enriquecido las vidas de cientos de personas.

Estamos tomando el control total de nuestro bienestar, eligiendo vivir de manera más consciente, saludable, plena y en perfecta armonía con nuestra esencia. Nos estamos reconectando con el sabio fluir de la vida, permitiendo que cada decisión nos acerque más a la versión más elevada de nosotros mismos. Si sientes el llamado a unirte a esta vibrante comunidad, a experimentar el poder transformador del **Programa Detox**, o a ser parte de algo más grande, el momento para actuar es ahora.

Para más información, simplemente escanea el código QR que te presento a continuación. **Únete a NutriDetox Academy hoy** y comienza tu viaje hacia un cuerpo más sano, una mente más clara y un espíritu más ligero. La vida plena y vibrante que siempre has deseado está al alcance de tu mano. ¡No esperes más, da el primer paso hacia tu transformación y empieza a vivir en la plenitud que mereces!

Impulso Colectivo: Cómo el Campo Mórfico de NutriDetox Academy Acelera la Pérdida de Peso y Promueve el bienestar y la Salud integral

El concepto de campo mórfico fue introducido por Rupert Sheldrake, un biólogo y autor inglés, como parte de su teoría de la resonancia mórfica. De acuerdo a Sheldrake, los campos mórficos son campos de energía e información que gobiernan el comportamiento de los sistemas vivos y no vivos, desde las moléculas hasta las galaxias, pasando por plantas, animales y sociedades humanas.

Estos campos mórficos contienen una especie de memoria colectiva, a la cual todos los miembros de una especie pueden acceder y contribuir. Por ejemplo, si un grupo de animales aprende una nueva habilidad en una parte del mundo, otros grupos de la misma especie pueden aprender esa habilidad más rápidamente, incluso si no hay contacto directo entre ellos, debido a la influencia del campo mórfico compartido.

En el contexto de los seres humanos, los campos mórficos pueden influir en comportamientos, tradiciones culturales, pensamientos y prácticas sociales.

La idea sugiere que, a medida que más individuos adoptan ciertos comportamientos o pensamientos, se vuelve más fácil para otros adoptar esos mismos comportamientos o pensamientos debido a la fortaleza del campo mórfico creado.

Dentro de *NutriDetox Academy*, un aspecto fundamental que potencia y acelera nuestra transformación es el campo mórfico que nuestra comunidad ha creado. Este concepto, que refleja la interconexión y la influencia colectiva de nuestras intenciones y prácticas, es esencial para entender cómo a través de la fuerza e inteligencia colectiva de la manada, podemos mejorar y potencializar nuestra salud, crear y mantener hábitos saludables y superar el sobrepeso con facilidad y con poco esfuerzo.

Hemos comprobado que el campo mórfico de la Comunidad de *NutriDetox Academy*, es un hermoso tejido de sanación y transformación; una manifestación vibrante de nuestras energías combinadas, intenciones y esfuerzos hacia la salud y el bienestar. Al unirnos en esta comunidad, cada uno de nosotros contribuye a este campo, no solo con nuestras experiencias personales y logros, sino también con nuestra compasión, apoyo y entendimiento mutuo. Este entorno compartido actúa como un catalizador para el cambio, donde la motivación y la inspiración fluyen libremente, fortaleciendo nuestra determinación para mejorar la salud y eliminar el sobrepeso y distintas enfermedades.

Cómo el Campo Mórfico Potencia Nuestra Sanación

El concepto del campo mórfico nos invita a considerar que estamos conectados a un entorno colectivo de intenciones, emociones y conocimientos. La ciencia detrás de este fenómeno sugiere que cuando nos sintonizamos conscientemente con este campo colectivo, nuestras propias capacidades de sanación y transformación se ven notablemente amplificadas. Esto se debe a que el campo mórfico actúa como un resonador que magnifica nuestras intenciones positivas y esfuerzos individuales, alineándolos con una fuente más amplia de energía y sabiduría compartida.

En **NutriDetox Academy**, este campo mórfico nos rodea y nos envuelve, creando un entorno vibrante y nutritivo donde cada persona tiene acceso a un vasto reservorio de sabiduría colectiva. Aquí, cada práctica, cada meditación y cada acción de autocuidado se infunden con la energía de quienes han recorrido este camino antes que nosotros. Este campo no solo apoya nuestra sanación personal, sino que también eleva nuestra capacidad de transformación, guiándonos hacia un estado de salud óptima y un peso equilibrado de manera más fluida y eficiente.

Participar activamente en este campo significa que no estamos solos en nuestro viaje hacia la salud y el bienestar. Al unirnos a la comunidad de **NutriDetox Academy**, nos conectamos con un linaje de conocimiento y experiencia que refuerza nuestras decisiones y acciones. Cada miembro de esta comunidad aporta su energía y aprendizaje, contribuyendo a un círculo virtuoso de apoyo mutuo. Así, el camino hacia la reducción del sobrepeso y la mejora de la salud se vuelve más claro y accesible, potenciado por la fuerza colectiva de todos los que comparten esta intención.

En este campo mórfico, cada paso que damos hacia nuestra sanación resuena con la sabiduría de aquellos que nos precedieron y de quienes caminan junto a nosotros. Esta resonancia nos fortalece, nos guía y nos inspira a alcanzar nuestro máximo potencial, recordándonos que el poder de nuestra transformación está siempre presente, listo para ser activado cuando nos alineamos con la energía colectiva de la comunidad.

La Experiencia en NutriDetox Academy: Testimonios del Cambio

Los testimonios dentro de nuestra comunidad hablan por sí mismos. Cada historia compartida es una prueba viva de lo que es posible cuando uno se sumerge en el campo mórfico de **NutriDetox Academy**. Miembros de todos los rincones han experimentado mejoras significativas en su salud, superando desafíos de peso que antes parecían insuperables. Estas historias son más que simples relatos; son fuentes de inspiración que recuerdan a cada miembro, nuevo o antiguo, que el cambio es posible y está al alcance de todos.

Uno de nuestros miembros, **Patricia**, comparte: "Llegué a **NutriDetox Academy** después de probar incontables dietas sin éxito. Aquí, no solo encontré una comunidad de apoyo, sino también un programa que realmente funciona. Después de semanas de desintoxicación y desparasitación, no solo he perdido peso, sino que también me siento más enérgica y emocionalmente equilibrada. Este no es solo un cambio físico, sino una transformación integral."

Carlos, otro miembro, relata su experiencia: "Al unirme a **NutriDetox Academy**, estaba escéptico. Había probado todo para perder peso y nada había funcionado. Pero algo en la manera en que Vicky y Om Tsé presentan su programa me hizo querer intentarlo una vez más. Hoy, no solo he alcanzado mi peso ideal, sino que he ganado claridad mental y una paz interior que nunca antes había experimentado. La comunidad aquí es verdaderamente especial."

Diana, quien también es parte de nuestra comunidad, nos cuenta: "Después de años de luchar con problemas digestivos y sobrepeso, finalmente encontré alivio en **NutriDetox Academy**. La desintoxicación no solo limpió mi cuerpo, sino que también me ayudó a deshacerme de las cargas emocionales que llevaba durante años. Ahora, me siento más ligera, no solo físicamente, sino también espiritualmente."

Estos testimonios no solo validan el poder de nuestra comunidad, sino que también invitan a aquellos que aún están en la búsqueda de una transformación real a dar el primer paso con nosotros. Si te encuentras en la búsqueda de una comunidad que te apoye en tu camino hacia una mejor salud y la liberación del sobrepeso, la invitación está abierta y las puertas de **NutriDetox Academy** están siempre dispuestas a recibirte.

Aquí no solo encontrarás métodos efectivos para desintoxicar y desparasitar tu cuerpo, sino que también serás parte de un campo mórfico lleno de amor, apoyo y sabiduría colectiva. En **NutriDetox Academy**, creemos firmemente que juntos somos más fuertes. Cada miembro de nuestra comunidad contribuye con su energía y experiencia, creando un entorno donde todos pueden prosperar.

Te esperamos con los brazos abiertos para que te unas a nosotros y experimentes el poder transformador de nuestro campo mórfico. Como dice nuestro lema:

-¡**NutriDetox Academy: Tu pasaporte para la salud, belleza, felicidad y longevidad!**

Así que bienvenida, bienvenido a este viaje que transformará tu existencia para tu máximo, máximo, máximo beneficio o algo mejor. Las historias de aquellos que ya han dado el salto hablan por sí solas, pero la historia más importante es la que tú estás a punto de escribir. Únete hoy a **NutriDetox Academy** y descubre lo que significa vivir en plenitud.

Escanea este QR y mira más testimonios:

Capítulo 10

La Revolución del Centésimo Mono: Manillas de la Consciencia y la Transformación Colectiva en NutriDetox Academy

En el corazón de nuestra búsqueda por un cambio positivo, tanto personal como colectivo, se encuentra una teoría fascinante y poderosa: la del **centésimo mono**.

Esta teoría se origina en una investigación realizada por científicos japoneses en la isla de Koshima en la década de 1950. Estudiaban el comportamiento de una colonia de macacos, a quienes se les proporcionaban patatas dulces como alimento. Sin embargo, estas patatas estaban sucias de tierra y, al principio, los monos no las comían. Un día, una joven mona, que fue bautizada como **Imo**, tuvo la brillante idea de lavar las patatas en el agua del mar antes de comerlas. Al hacerlo, descubrió que su sabor era mucho mejor, y empezó a enseñar esta técnica a sus crías y a otros monos jóvenes. Gradualmente, más y más monos adoptaron este nuevo hábito, aunque los monos adultos se resistían al cambio.

Lo verdaderamente asombroso ocurrió cuando, según la teoría, el número de monos que lavaban las patatas alcanzó un umbral crítico, es decir, el centésimo mono. En ese instante, se produjo un salto cualitativo en la consciencia de toda la colonia: de repente, todos los monos, incluidos aquellos que nunca habían visto a Imo ni a los otros monos lavar las patatas, comenzaron a realizar esta acción. Aún más sorprendente, la teoría sugiere que este efecto se extendió a otras islas donde vivían macacos, sin que hubiera contacto físico directo entre ellos.

La teoría del centésimo mono se usa a menudo como una poderosa metáfora para explicar cómo una idea o conducta puede difundirse rápidamente entre una población, una vez que se alcanza un umbral o masa crítica de individuos que la adoptan. Sugiere que existe un campo de consciencia colectiva que conecta a todos los seres de una misma especie, permitiendo la transmisión instantánea de información y comportamientos. Además, esta teoría implica que los cambios sociales y culturales no dependen necesariamente de la mayoría, sino del aprendizaje y la innovación de unos pocos individuos. Cuando estos pioneros alcanzan un número suficiente, pueden desencadenar una transformación global.

En **NutriDetox Academy**, abrazamos la teoría del centésimo mono como un modelo para nuestra misión de transformación colectiva. A través de herramientas como las **Manillas de la Consciencia**, fomentamos pequeños actos de cambio que, cuando se adoptan de manera suficiente por nuestra comunidad, tienen el potencial de crear un impacto masivo, no solo en nuestras vidas, sino en la sociedad en general. Cada vez que alguien en nuestra comunidad se compromete a usar la Manilla de la Consciencia para redirigir sus pensamientos hacia la positividad, está contribuyendo a este campo de consciencia colectiva, acercándonos a ese punto de inflexión donde el cambio se vuelve inevitable y universal.

La transformación que buscamos no es solo individual; es una revolución silenciosa que, paso a paso, pensamiento a pensamiento, está creando una nueva realidad. Cada uno de nosotros tiene el poder de ser ese centésimo mono, el catalizador que desencadena una ola de cambio a lo largo de la comunidad y más allá. En **NutriDetox Academy**, creemos firmemente que cada gesto cuenta, cada pensamiento positivo alimentado, cada acto de consciencia es un ladrillo en la construcción de un futuro más saludable, equilibrado y armonioso.

Así, al comprometernos con nuestras propias transformaciones, también estamos pavimentando el camino para que otros lo sigan. La teoría del centésimo mono nos recuerda que la verdadera revolución comienza con uno, pero se magnifica con la fuerza del colectivo. Y aquí, en **NutriDetox Academy**, estamos liderando esa revolución, juntos.

Impulsando la Transformación Humana con Cada Manilla de la Consciencia

En el corazón de nuestra comunidad *NutriDetox Academy*, las manillas de la consciencia se erigen como símbolos tangibles de nuestro compromiso hacia una profunda transformación personal: el desafío consciente de abstenernos de juzgar, criticar y quejarse. Cada vez que uno de nosotros opta por cambiar la manilla de muñeca, ya sea como indicativo de haber sucumbido a estos patrones negativos o como celebración de haber superado con éxito el desafío de mantenernos libres de juicio, crítica y queja durante 21 días, estamos participando en un acto significativo de auto-reflexión y crecimiento. Este gesto no solo simboliza el reconocimiento y la corrección de nuestras acciones, sino que también fortalece un campo mórfico vibrante de positividad y conciencia plena.

Al adoptar esta práctica, cada participante no solo se embarca en un viaje personal hacia la automejora, sino que también contribuye activamente a la creación de una atmósfera colectiva donde la positividad, la empatía y la autoconsciencia florecen. Este campo mórfico, alimentado por nuestras intenciones y acciones compartidas, se convierte en una fuerza poderosa para el cambio, promoviendo un entorno en el que la transformación personal se traduce en una transformación colectiva, impulsando así el bienestar y la evolución de toda la humanidad.

La práctica de cambiar nuestras manillas de la consciencia y lo que simboliza puede ser vista como un paralelo directo a la teoría del centésimo mono. A medida que más individuos en nuestra comunidad y más allá adoptan este compromiso de vivir sin juzgar, criticar o quejarse, estamos colectivamente elevando la conciencia y estableciendo una nueva norma de interacción y auto-reflexión. Este cambio, aunque pueda parecer pequeño a nivel individual, tiene el potencial de generar un impacto significativo en la conciencia colectiva de la humanidad.

En *Nutri-Detox Academy*, entendemos que la transformación personal es inseparable de la transformación colectiva. Al fomentar una comunidad basada en la salud integral, la autoconsciencia y el apoyo mutuo, estamos creando un microcosmos de la teoría del centésimo mono en acción. Cada miembro que se une a nuestra causa, que adopta las manillas de la consciencia y se compromete a vivir de manera más consciente, no solo está mejorando su propia vida sino que también está contribuyendo a un cambio más amplio, acelerando nuestra evolución hacia una sociedad más compasiva, consciente y saludable.

La teoría del centésimo mono y nuestra práctica de las manillas de la consciencia nos recuerdan el poder que reside en cada uno de nosotros para influir en el cambio. No subestimes el impacto de tus acciones y decisiones personales; juntos, somos capaces de transformar no solo nuestra salud y bienestar sino también el tejido mismo de nuestra sociedad. Te invito a unirte a nosotros en *NutriDetox Academy*, a ser parte de esta re-evolución de la consciencia, donde cada manilla cambiada, cada decisión de vivir sin juzgar, criticar o quejarse, se convierte en un eco resonante de nuestra unidad y propósito compartido. Este es el momento de elevarnos juntos, de tejer una red de positividad y sanación que abarque el mundo, transformando cada corazón y cada mente en el proceso. En *NutriDetox Academy*, no solo descubrirás el camino hacia tu bienestar personal, sino que también serás parte de una comunidad vibrante que aspira a un bien mayor, impulsando una ola de cambio que puede, verdaderamente, hacer de este mundo un lugar más luminoso y consciente. Unidos en este propósito, nuestra luz colectiva brillará con una intensidad que disipará las sombras de la duda y el miedo, iluminando el camino hacia un futuro donde la armonía, la salud, y la felicidad sean el legado que dejemos para las generaciones venideras.

Gracias por ser parte de este proceso de re-evolución y transformación.

Epílogo

Querido lector,

Llegamos al final de este viaje transformador, un recorrido que esperamos haya sido tan revelador y enriquecedor para ti como lo ha sido para nosotros. "Bye Bye Sobrepeso" no es solo un libro, sino un compañero en tu camino hacia una vida más plena, saludable y consciente.

Al culminar estas páginas, queremos recordarte que este no es el final, sino el comienzo de un nuevo capítulo en tu vida. Has adquirido herramientas, conocimientos y una nueva perspectiva que te permitirán seguir avanzando con confianza y determinación. La Manilla de la Consciencia seguirá siendo tu aliada, recordándote diariamente tu compromiso con el bienestar integral y la autotransformación.

El viaje hacia la salud y el equilibrio es continuo. Habrá desafíos y momentos de duda, pero queremos que sepas que cada paso que das, por pequeño que sea, te acerca más a tu meta. La clave está en la constancia, la paciencia y, sobre todo, en el amor propio. Acepta cada momento, cada emoción y cada experiencia como una oportunidad para crecer y aprender.

Este libro ha sido escrito con la esperanza de que encuentres en él la inspiración y el apoyo necesarios para transformar no solo tu cuerpo, sino también tu mente y espíritu. Que cada consejo, cada práctica y cada reflexión te guíen hacia una vida más ligera, libre de cargas innecesarias y llena de gratitud y alegría.

Agradecemos profundamente que hayas elegido embarcarte en este viaje con nosotros. Tu decisión de cambiar y mejorar es un acto de valentía y amor propio. Te felicitamos por cada paso dado y te animamos a seguir adelante con entusiasmo y fe en tu capacidad de lograr lo que te propongas.

Antes de despedirnos, te invitamos a compartir tu experiencia de este libro. Tu calificación y reseña en la plataforma donde lo adquiriste no solo son valiosas para nosotros, sino que también ayudarán a llegar a más lectores y a guiarlos en su propio proceso de sanación, transformación y evolución. Tu testimonio puede ser la luz que otros necesitan para comenzar su propio viaje hacia el bienestar. ¡Así que muchas gracias por calificar este libro y dejar tu reseña! Gracias, gracias, gracias.

Que tu vida se vea siempre iluminada por la luz de la consciencia, la gratitud y el amor. Que encuentres la fortaleza para superar cualquier obstáculo y la sabiduría para reconocer tu verdadero valor y potencial.

Bendiciones del alma,

Con amor,

Om Tsé & Vicky Light

Sobre los autores

Om Tsé y **Vicky Light** no solo son defensores apasionados de la salud integral y el bienestar holístico; son una pareja de vida y terapeutas holísticos que comparten una misión profunda y transformadora. Su unión, tanto en lo personal como en lo profesional, ha dado lugar a una sinergia poderosa que ilumina el camino hacia una vida plena y consciente.

Om Tsé, es un escritor, conferencista y terapeuta holístico con una sólida trayectoria en biodescodificación y sanación cuántica. No es un guía espiritual, él simplemente es un ser inquieto que comparte lo que experimenta y le funciona. Este enfoque lo ha lleva a explorar diferentes caminos de sanación, compartiendo de manera auténtica lo que encuentra valioso y resonante en su propia vida.

A través de sus numerosos libros, ha logrado conectar profundamente con sus lectores, quienes encuentran en sus palabras no solo sabiduría, sino también una guía práctica para transformar sus vidas.

Lo que distingue a Om Tsé es su capacidad para combinar teorías avanzadas de sanación cuántica con prácticas accesibles y aplicables en la vida diaria como el yoga de la risa, las afirmaciones, entre otras técnicas. Su trabajo va más allá de la teoría; es profundamente práctico, ofreciendo herramientas concretas que permiten a las personas experimentar cambios reales y duraderos en su bienestar físico, emocional y espiritual.

Aquellos que han seguido sus enseñanzas han experimentado transformaciones significativas, no solo en su salud, sino también en su manera de ver la vida. Om Tsé ha inspirado a miles de personas a embarcarse en un viaje de autodescubrimiento, invitándolos a cuestionar, explorar y, sobre todo, a conectar con su propio poder interior.

Vicky Light es una mentora de vida saludable, asesora en nutrición para la desintoxicación del cuerpo, terapeuta holística, escritora, emprendedora, madre y esposa consciente, creadora del método SANARE y de varias redes de consciencia, entre esas, los Círculos de Luz, circulo salud, circulo educación y circulo mamá . Su enfoque compasivo y su sabiduría profunda han resonado con miles de seguidores que valoran su capacidad para combinar el amor propio con la autodisciplina y el compromiso.

Juntos, Om Tsé y Vicky Light cofundaron NutriDetox Academy, una comunidad vibrante dedicada a la desintoxicación y la sanación integral, en la que han guiado a innumerables personas a liberarse de las cargas físicas y emocionales, ofreciéndoles un camino hacia una existencia más saludable y equilibrada. Además, organizan retiros de sanación, donde fusionan prácticas holísticas, meditación y terapias alternativas para crear experiencias de transformación profunda y duradera.

Una de las herramientas más efectivas desarrolladas por Om Tsé y Vicky Light es la "Manilla de la Consciencia". Este sencillo pero poderoso símbolo ha ayudado a muchas personas a tomar conciencia de sus pensamientos y acciones, promoviendo una vida más consciente y equilibrada. La Manilla de la Consciencia representa su compromiso compartido con el bienestar integral y la autotransformación.

La devoción de Om Tsé y Vicky hacia su propio crecimiento personal y sanación les ha permitido desarrollar y compartir conocimientos y experiencias que empoderan a las personas a tomar el control de su salud y bienestar. Su honestidad conmovedora y su sabiduría transformadora invitan a los lectores a embarcarse en un viaje que trasciende el cuerpo, tocando el corazón y el alma.

"Bye Bye Sobrepeso" es más que un libro; es un faro de esperanza y una guía práctica hacia una vida libre de cargas innecesarias. Om Tsé y Vicky no son solo autores; son arquitectos de vidas extraordinarias, sanadores del alma e inspiraciones vivientes para todos aquellos que desean vivir alineados con sus valores más elevados y descubrir su verdadero potencial.

Para conocer más sobre Om Tsé y Vicky Light y seguir sus enseñanzas y filosofías, escanea los códigos QR a continuación y conéctate con ellos a través de sus redes sociales:

Om Tsé:

Vicky Light:

También puedes escanear el siguiente código QR para solicitar más información sobre NutriDetox Academy y unirte a esta comunidad dedicada a la sanación y el bienestar integral:

Made in the USA
Columbia, SC
09 February 2025

53120689R00052